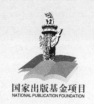

"十三五"国家重点图书出版规划项目

国家出版基金项目
NATIONAL PUBLICATION FOUNDATION

总主编　付小兵

创面治疗新技术的研发与转化应用系列丛书

第 18 册

静脉性溃疡的诊治
JINGMAIXING KUIYANG DE ZHENZHI

本册主编　王深明　胡宏鸯　祁少海

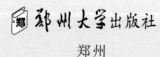

郑州大学出版社

郑州

图书在版编目(CIP)数据

静脉性溃疡的诊治/王深明,胡宏鸯,祁少海主编. —郑州:
郑州大学出版社,2019.9
(创面治疗新技术的研发与转化应用系列丛书/付小兵总主编;
第18册)
ISBN 978-7-5645-4366-2

Ⅰ.①静…　Ⅱ.①王…②胡…③祁…　Ⅲ.①静脉曲张性
溃疡–诊疗　Ⅳ.①R543.6

中国版本图书馆 CIP 数据核字(2019)第 104554 号

郑州大学出版社出版发行
郑州市大学路40号　　　　　　　　邮政编码:450052
出版人:张功员　　　　　　　　　　发行电话:0371-66966070
全国新华书店经销
河南瑞之光印刷股份有限公司印制
开本:880 mm×1 230 mm　1/32
印张:6.625
字数:191 千字
版次:2019 年 9 月第 1 版　　　　　印次:2019 年 9 月第 1 次印刷

书号:ISBN 978-7-5645-4366-2　　　定价:80.00 元
本书如有印装质量问题,由本社负责调换

总主编简介

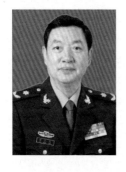

付小兵,中国工程院院士,教授、创伤外科研究员、博士研究生导师。现任中国人民解放军总医院生命科学院院长,基础医学研究所所长,全军创伤修复与组织再生重点实验室主任,北京市皮肤损伤修复与组织再生重点实验室主任等职务。任南开大学教授,北京大学、中国医科大学等国内10余所著名大学客座教授。

学术任职:担任国际创伤愈合联盟(WUWHS)执行委员、亚洲创伤愈合学会(AWHA)主席、国务院学位委员会学科评议组成员、国家自然科学基金评委和咨询委员、国家技术发明奖和国家科技进步奖评委、国家高技术发展项目("863"项目)主题专家、中国工程院医药卫生学部副主任、中国生物材料学会理事长、中华医学会理事、中华医学会组织修复与再生分会主任委员、中华医学会创伤学分会主任委员、前任主任委员和名誉主任委员、全军医学科学技术委员会常委、全军战创伤专业委员会主任委员,国际《创伤修复与再生杂志》(WRR)、《国际创伤杂志》(IWJ)、《国际下肢损伤杂志》(IJLEW)、国际《创伤治疗进展》(AWC)、《再生医学研究》(RMR)、《中国科学:生命科学》及《中华创伤杂志》(中、英文版)编委,《解放军医学杂志》总主编、《军事医学研究》(MMR)主编等学术职务。1995年国家杰出青年基金获得者,2009年当选为中国工程院院士,2018年当选为法国医学院外籍院士。

研究贡献:长期从事创(战、烧)伤及其损伤后的组织修复与再生研究工作,主要包括战创伤医学、组织修复和再生医学以及生物治疗学三大领域。重点涉及火器伤与创伤弹道学、生长因子生物学、干细胞诱导分化与组织再生、严重创伤致重要内脏缺血性损伤的主动修复以及体表难愈合创面发生机制与防控等。20世纪80年代中期曾4次赴云南老山前线参加战伤调查和救治，经受了战争的考验并获得宝贵的战伤救治经验。1991年出版了国际上第一部《生长因子与创伤修复》的学术专著，1998年在国际著名医学杂志《柳叶刀》(Lancet)首先报道了成纤维细胞生长因子对烧伤创面的多中心治疗结果，推动了我国基因工程生长因子类国家一类新药的研发与临床应用，被英国广播公司(BBC)以"把牛的激素变成了治疗烧伤药物"进行高度评价。2001年再次在《柳叶刀》(Lancet)上报道了表皮细胞通过去分化途径转变为表皮干细胞的重要生物学现象，为组织修复和再生提供了原创性的理论根据，被国际同行以"相关研究对细胞去分化给予了精彩的总结"和"是组织修复与再生的第4种机制"等进行充分肯定。2007年与盛志勇院士一起带领团队在国际上首先利用自体干细胞再生汗腺获得成功，为解决严重创(烧)伤患者后期的出汗难题提供了基础，被国际同行评价为"里程碑式的研究"。2008年发现并在国际上首先报道了中国人体表慢性难愈合创面流行病学变化的新特征，推动了中国慢性难愈合创面创新防控体系的建立并取得显著效果，被国际同行以"向东方看"进行高度评价，该成果获2015年度国家科技进步奖一等奖。

作为首席科学家获国家重点基础研究发展计划项目("973"项目)、国家重点研发计划项目、国家自然科学基金创新群体项目(连续三期)、国家杰出青年科学基金(1995年度)、全军"十二五"和"十三五"战创伤重大项目等28项资助。主编《中华战创伤学》《中华创伤医学》《再生医学：原理与实践》《现代创伤修复学》、英文版 Advanced Trauma and Surgery 和 Cellular Dedifferentiation and Regenerative Medicine 等专著26部，参编专著30余部，在《柳叶刀》(Lancet)和其他国内外杂志发表论文600余篇。特别是2012年应《科学》(Science)杂志社邀请，组织中国科学家在该杂志出版了一期有关《中国的再生医学》(Regenerative Medicine in China)的增刊，显著提升了我国再生医学在国际上的影响。获国家和军队二等奖以上成果23项，其中以第一完成人获国家科技进步奖一等奖1项、二等奖3项和省部级一等奖3项。培养博士研究生、博士后研究人员等70

余人。

个人荣誉:1993 年获"国务院政府特殊津贴",被评为"首届全国百名优秀中青年医学科技之星"。1995 年和 2004 年分别获"总后十大杰出青年"和"科技金星"等荣誉称号。2002 年和 2004 年分别获"求是杰出青年奖"和中国工程院"光华青年奖"。2008 年获"中国人民解放军杰出专业技术人才奖"。2009 年获"何梁何利基金科学与技术进步奖"。2008 年被国际创伤愈合联盟授予"国际创伤修复研究终身成就奖"(Lifetime Achievement Award),为获此殊荣的唯一华人学者。2011 年获中欧创伤修复联盟"终身成就奖"。2012 年当选为"科学中国人 2012 年年度人物",并被评为"全军优秀共产党员"。2013 年获"中华创伤医学终身成就奖"和"中华烧伤医学终身成就奖"。2014 年被评为"全军优秀教师",2016 年被评为全国优秀科技工作者。2012 年和 2018 年分别被中共中央宣传部和中央军委政治工作部作为科技创新重大典型在全国宣传。荣立个人一等功 1 次、二等功 3 次和三等功 1 次。

主编简介

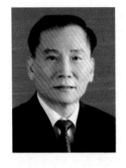

王深明，医学博士，美国外科学院会员（FACS），二级教授，一级主任医师，博士研究生导师。中央保健局会诊专家，中山大学附属第一医院血管外科学科带头人和首席专家。现任中山大学附属第一医院院长。

学术任职：中华医学会外科学会血管外科学组名誉组长，中国医师协会外科分会副会长，国际脉管联盟中国静脉学会会长，国际血管外科学会副主席，美国血管外科学会荣誉会员，美国外科医师学院委员，亚洲血管外科学会理事，香港外科医学院荣誉院士，中国医疗保健国际交流促进会血管外科专业委员会名誉主任委员，广东省血管疾病诊治工程技术研究中心主任，血管疾病诊治技术国家地方联合工程实验室（广东）主任。《中华血管外科杂志》《中国血管外科杂志（电子版）》《中华普通外科学文献（电子版）》主编，《中华医学杂志》等多个核心期刊副总编辑。*Annals of Vascular Surgery* 编委。

专业特长：研究领域血管外科、甲状腺外科、乳腺外科。擅长周围血管疾病、甲状腺疾病、乳腺疾病的诊断和治疗。

学术成就：主持国家"863"重大项目2项，国家自然科学基金项目9项，卫生部临床重点项目1项，省部级科研项目18项；发表相关学术论文300多篇（SCI收录文章100篇），参编著作30部，主编专著11部。获授权发明专利11项。获得多项省部级科技进步奖，其中包括华夏医学科技奖一等奖，广东省科技进步奖一等奖。

个人荣誉：享受国务院政府特殊津贴专家。2003年被广东省委、省政府授予抗击"非典"三等功。

主编简介

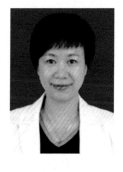

胡宏鸯,女,副主任护师,国际肠造口治疗师。现任浙江大学医学院附属邵逸夫医院造口伤口专科负责人。

学术任职:世界肠造口治疗师学会教育委员会委员、中华护理学会造口伤口失禁委员会委员、浙江省护理学会造口伤口失禁委员会副主任委员、中国医师协会肛肠医师分会造口专业委员会委员、杭州抗癌协会康复学组造口康复会聘请专家。

专业特长:长期从事造口伤口专科护理教学、研究及临床工作。在造口及慢性难愈性溃疡管理方面具有丰富的临床经验。主攻方向为压力性损伤防治、慢性溃疡管理。

学术成就:建立压疮防治平台,对参与医院进行技术指导。参编中华护理学会"中国压疮指导意见",参与"国际压力性损伤防治指南"编写工作。主持省厅级课题4项,获得国家实用新型专利3项,发表论文10余篇,参与《现代伤口与肠造口临床护理实践》及专科护士丛书编写工作。

个人荣誉:2005—2006年度浙江省十佳护士;2016年度"浙江大学好医生、好护士";专科团队"精益六西格玛改进伤口门诊换药流程"项目获2016年浙江省医院品管大赛金奖。

主编简介

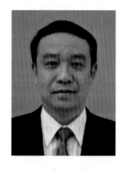

祁少海，教授，主任医师，博士研究生导师。现担任中山大学校长助理，中山大学附属第一医院副院长。

学术任职：担任《中华损伤与修复杂志(电子版)》副主编，中国研究型医院学会烧、创伤修复重建与康复专业委员会副主任委员，中华医学会创伤学分会组织修复学组委员，中国医师协会烧伤外科专业委员会副会长，广东省医学会医学工程学会主任委员，广东省医学会烧伤分会创面修复学组组长，广东省医院协会医院后勤管理专业委员会主任委员，广东省医院协会医院建筑委员会副主任委员。

专业特长：从事医疗、教学、科研工作至今27年，在大面积烧伤救治、瘢痕防治、慢性创面修复等领域取得了丰硕的研究成果。

学术成就：率领团队将最新的前沿技术——3D打印与皮肤再生修复相结合，已获得阶段性突破，将为大面积烧伤等皮肤损伤的修复提供全新的解决方法。在国内外专业期刊发表文章70余篇，参与编写论著3部，承担国家级课题2项、省市级课题10余项，曾获得教育部科技进步奖一等奖和二等奖、广东省科技进步奖三等奖、广州市科学技术进步奖二等奖。

个人荣誉：研究课题《烧伤增生性瘢痕形成机制及防治研究》获得教育部科技进步奖一等奖；《南方特重烧伤治疗方法的推广应用》获得教育部科技进步奖二等奖；《利用皮肤干细胞构建组织工程皮肤的研究》获广东省科技进步奖三等奖。

创面治疗新技术的研发与转化应用系列丛书

编委会名单

总主编

付小兵　中国工程院院士、研究员、教授　中国人民解放军总医院

总主编助理

程　飚　教授、主任医师　中国人民解放军南部战区总医院

编委　（以姓氏笔画为序）

王达利　教授、主任医师　遵义医科大学附属医院

王爱萍　主任医师　中国人民解放军东部战区空军医院

王深明　教授、主任医师　中山大学附属第一医院

冉兴无　教授、主任医师　四川大学华西医院

史春梦　教授　中国人民解放军陆军军医大学
　　　　创伤、烧伤与复合伤国家重点实验室

付小兵　中国工程院院士、研究员、教授　中国人民解放军总医院

吕国忠　主任医师、教授
　　　　江南大学附属医院（无锡市第三人民医院）

朱家源　教授、主任医师　中山大学附属第一医院

刘　锐　副教授、副主任医师　黑龙江省医院

刘　暴　教授、主任医师　北京协和医院

刘　毅　教授、主任医师
　　　　中国人民解放军联勤保障部队第 940 医院

刘宏伟　教授、主任医师　暨南大学附属第一医院

祁少海　教授、主任医师　中山大学附属第一医院

许樟荣　教授、主任医师
　　　　中国人民解放军战略支援部队特色医学中心

1

阮瑞霞　副主任护理师、国际造口治疗师
　　　　西安交通大学第一附属医院

李学拥　教授、主任医师
　　　　中国人民解放军空军军医大学第二附属医院

李宗瑜　教授、主任医师　哈尔滨市第五医院

李炳辉　主任医师　华中科技大学同济医学院附属梨园医院

杨彩哲　副主任医师　中国人民解放军空军特色医学中心

肖丽玲　主任医师　暨南大学附属第一医院

吴　军　教授　中山大学附属第一医院

沈余明　教授、主任医师　北京积水潭医院

陆树良　教授、主任医师
　　　　上海交通大学医学院、上海市烧伤研究所

周建大　教授、主任医师　中南大学湘雅三医院

郇京宁　教授、主任医师　上海交通大学医学院附属瑞金医院

官　浩　副教授、副主任医师
　　　　中国人民解放军空军军医大学第一附属医院

赵　珺　主任医师　上海交通大学附属第六人民医院

荣新洲　教授、主任医师　华南理工大学附属第二医院

胡大海　教授、主任医师
　　　　中国人民解放军空军军医大学第一附属医院

胡宏鸯　副主任护师　浙江大学医学院附属邵逸夫医院

姜玉峰　副主任医师
　　　　中国人民解放军战略支援部队特色医学中心

姜笃银　教授、主任医师　山东大学第二医院

贾赤宇　教授、主任医师　厦门大学附属翔安医院

徐　欣　教授、主任医师　复旦大学附属中山医院

郭光华　教授、主任医师
　　　　江西省烧伤研究所、南昌大学第一附属医院

黄晓元　教授、主任医师　中南大学湘雅医院

黄跃生　教授、主任医师　江南大学附属医院(无锡市第三人民医院)

曹烨民　教授、主任医师
　　　　上海中医药大学附属上海市中西医结合医院

2

章一新　教授、主任医师　上海交通大学附属第九人民医院
韩春茂　教授、主任医师　浙江大学医学院附属第二医院
程　飚　教授、主任医师　中国人民解放军南部战区总医院
温　冰　主任医师　北京大学第一医院
谭　谦　教授、主任医师　南京大学医学院附属鼓楼医院
魏在荣　教授、主任医师　遵义医科大学附属医院

附：分册主编名单

第 1 册　创面治疗新技术总论
　　　　　付小兵　陆树良　吴　军
第 2 册　酶与生物清创技术在创面治疗中的应用
　　　　　王爱萍
第 3 册　超声与水刀清创技术在创面治疗中的应用
　　　　　李宗瑜　刘　锐
第 4 册　光、电及磁在创面治疗中的应用
　　　　　程　飚　黄跃生　付小兵
第 5 册　生长因子/细胞因子在创面治疗中的应用
　　　　　程　飚　付小兵　韩春茂
第 6 册　细胞治疗在创面修复中的应用
　　　　　史春梦　王达利　周建大
第 7 册　组织工程在创面治疗中的应用
　　　　　韩春茂　姜笃银　付小兵
第 8 册　氧疗在创面修复中的应用
　　　　　刘宏伟　付小兵　肖丽玲
第 9 册　负压封闭引流技术在创面治疗中的应用
　　　　　胡大海　郇京宁　官　浩
第 10 册　生物敷料在创面治疗中的应用
　　　　　吕国忠
第 11 册　先进敷料在创面治疗中的应用
　　　　　李学拥

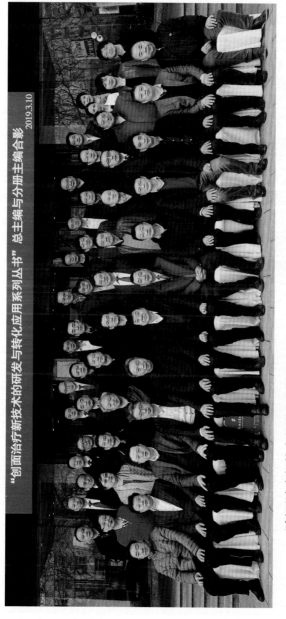

"创面治疗新技术的研发与转化应用系列丛书" 总主编付小兵院士与各分册主编合影

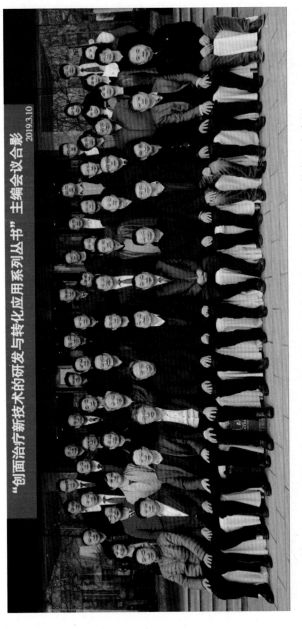

"创面治疗新技术的研发与转化应用系列丛书" 主编会议全体与会者合影

第18册 静脉性溃疡的诊治

作者名单

主　编

王深明　教授、主任医师　中山大学附属第一医院

胡宏鸯　副主任护师　浙江大学医学院附属邵逸夫医院

祁少海　教授、主任医师　中山大学附属第一医院

副主编

谢举临　主任医师　中山大学附属第一医院

胡作军　主任医师　中山大学附属第一医院

编　委（以姓氏笔画为序）

王　瑛　王深明　祁少海　李爱妮

邱　瑾　何榕洲　赵菁玲　胡作军

胡宏鸯　秦原森　梁月英　梁红燕

谢举临　魏惠燕

内容提要

　　"创面治疗新技术的研发与转化应用系列丛书"《第 18 册 静脉性溃疡的诊治》是一部介绍静脉性溃疡的诊断与治疗的医学专著。分 5 个部分，较系统地介绍了静脉性溃疡的发病机制和血流动力学机制，下肢静脉疾病的分类方法、临床表现、诊断与鉴别诊断，静脉性溃疡的各种治疗方法，如加压治疗、浅静脉手术治疗、深静脉手术治疗、交通静脉手术治疗、游离植皮或游离皮瓣移植、保守治疗、溃疡创面处理、药物治疗、个体化治疗、其他治疗，以及静脉性溃疡临床治疗实例。本书内容丰富，图文并茂，看图识技，实用性强，便于阅读，可作为从事创伤外科等医疗单位的临床医师和一些初学者的参考书。

总序

　　创面治疗是最古老的医学问题之一,同时在现代社会又有重大的治疗需求,由于社会进步、工农业生产的高速发展以及人们生活方式的改变,现在的创伤和创面治疗与以往相比都发生了很大的改变。一是种类明显增多。除传统的由交通事故、工矿事故、火灾事故以及战争与局部冲突等导致的组织损伤外,由疾病导致的组织损伤与创面也明显增多,如糖尿病与动静脉疾病导致的糖尿病足和下肢动静脉性溃疡创面等。二是发生机制更加复杂。除了创伤和创面本身,其病理生理过程还涉及原始疾病治疗以及老龄化等许多方面,受许多因素的影响,远远超过创伤和创面治疗本身。三是治疗难度加大。由于创伤和创面的发生与发展涉及许多方面,除治疗损伤组织本身外,还需要治疗原发疾病等,如糖尿病足的治疗就涉及创面本身和内分泌代谢、感染控制以及功能重建等。四是占用大量的社会资源与医疗资源。根据我们的初步研究,体表慢性难愈合创面的治疗费用、住院时间与占用的护理成本等均是普通疾病的3倍。五是人们对创伤和创面治疗结果的要求越来越高。希望修复和愈合的创面既没有溃疡发生和瘢痕形成,又达到和损伤以前一样的解剖结构与功能状态,即完美的修复和再生。因此,解决创伤,特别是体表慢性难愈合创面治疗的难题成为医学领域一个值得关注的重要问题,必须加以高度重视。

　　创伤,特别是创面治疗除了外科处理以外,各种治疗技术、方法、药物和材料的应用对缩短创面愈合时间、提高愈合质量和减少医疗负担起到了重要的作用。特别是近年来,各种新的技术、方法和材料在临床上的广泛应用,对加快创面愈合速度和提高愈合质量起到了非常重要的作用。与此同时，也应当看到，在一些地方由于医护人员对这些新的治疗技术和方法的基本原理缺乏了解，加之临床使用不规范等，这些新的治疗技术和方法没有取得应有的治疗效果，部分地方对新治疗技术和方法的滥用也给创面治疗带来一些不良后果。为此，部分专家强烈建议对这些新技术和方法在临床上的应用进行规范和指导。经过与本领域著名专家较长时间的酝酿和准备，本着以科学性为基础，以实用性为手段，以提高治疗效果为目标的原则，编著出版一套"创面治疗新技术的研发与转化应用系列丛书"，供广大临床医护人员在工作中参考，并由此达到规范临床治疗行为、提高治疗技术和方法或产品的使用效率的目的。为此，本丛书的编写思路归纳起来有以下几方面。

1.写作目的　进一步推广经过临床验证，在创面治疗中具有实际临床治疗效果的新技术、新方法和新产品；进一步规范这些新技术、新方法和新产品在临床的应用，以提高治疗效果，减少并发症，降低医疗费用等；丛书定位是一套实用性、教材性和普及性的著作，丛书中介绍的治疗技术和方法主要基于专家共识和临床经验，而并非强制性的治疗标准，故仅供临床使用时参考。

2.编著方式　采用总主编负责下的各分册主编负责制。总主编负责丛书的总体规划、内容选择、分册主编遴选、出版，以及申请国家出版基金和重点图书项目等事项。分册主编负责该分册参编作者遴选、总体规划、写作、组稿和出版事宜。各分册本身是一部独立的专著，所有分册汇总是一套系列丛书。

3.写作方法　本丛书基本上采用统一的写作范式（部分分册也可以根据实际情况进行调整），即包括四大部分：第一部分介绍该技术、方法或产品（不涉及具体公司、不涉及具体公司产品，仅仅是对技术、方法或产品发展的介绍）发展的历史；第二部分介绍该技术、方法或产品治疗创面的基本原理；第三部分重点介绍该技术、方法或产品治疗各种创面的实际病例，包括使用方法、典型病例治疗前后照片对比、部分文字介绍，让读者通过这些典型病例，基本了解该技术方法或产品的临床应用等；第四部分介绍该技术、方法或产品临床应用的注意事项（适应证、禁忌证及并发症防治或注意点等）。

此外,丛书还充分利用互联网和信息技术,在正文中印制了二维码,通过扫描二维码可以看到关联的 PPT、视频、图片等原创数字资源,这些数字资源增加了图书的附加价值,使微观事物描述更加形象化,拓展了文字不易描述的内容,使图书内容更加丰富,有利于读者获取更多的知识信息。

科技发展日新月异,各种新的治疗技术、方法与产品不断出现,本丛书选定的治疗技术、方法或产品不一定全面,可能存在局限性与遗漏之处。由于丛书分册比较多,主编处于不同的单位,在写作形式、内容等方面可能存在一些不一致的地方,还望读者提出批评与建议,以利于我们在今后的修订中加以改进,不断完善。

感谢各位分册主编和为本系列丛书做出贡献的各位专家;感谢郑州大学出版社社长张功员和策划编辑李振川以及出版社工作人员为此付出的辛勤劳动;感谢国家出版基金的大力支持。

中国工程院院士
中国人民解放军总医院生命科学院院长
"创面治疗新技术的研发与转化应用系列丛书"总主编
2018 年 6 月 21 日

前言

下肢静脉性溃疡(venous leg ulceration，VLU)是下肢慢性静脉功能不全(chronic venous insufficiency，CVI)，如下肢静脉反流性及回流障碍性疾病后期最严重和难治的并发症之一，是临床的常见病及多发病。统计表明，VLU在普通人群中的发病率为1%~2%，且随年龄的增长，发病率逐渐增高，高峰患病年龄为60~80岁，80岁以上的人群发病率可升至4%。VLU具有反复发作、迁延难愈和治疗成本高的特点。据统计，VLU平均需要6~12个月才能痊愈，且在治愈的5年内，复发率约为70%，10年以上病史的发病率为10%。因为静脉性疾病的表现不如动脉性疾病严重，静脉性溃疡远未得到足够的重视，甚至于被忽视而得到不恰当的处理。静脉性溃疡患者可能经年累月地到医院或诊所更换敷料，不断地更换所能找到的药膏、油膏、霜剂、乳剂，长期使用抗生素，甚至皮肤移植，但静脉性溃疡依然是反复发作，经久不愈。VLU可导致慢性疼痛，致残率较高，严重影响患者的日常工作和生活。统计显示，在英美等国家，因VLU导致的残疾，每年可造成约200万个工作日的损失；此外，VLU治疗难度大、花费较高，美国每年约2%的国家医疗预算(约30亿美元)被用于VLU的治疗，VLU给卫生保健系统带来沉重的经济负担。因此，溃疡是静脉外科疾病晚期的临床表现，也是外科临床治疗中具有挑战性的领域之一。明确VLU发病的机制和病理生理、早期精确的诊断和有效的干预及治疗，是目前临床医生的主要任务。

VLU发生机制复杂，至今尚未完全阐明。目前大多数学者认为，下肢静脉功能不全或阻塞所致的静脉系统反流、回流不畅等，造成下肢远端淤血、组织缺氧，从而使皮肤发生营养障碍性改变，最终出现坏死和溃疡形成。此外，VLU 患者常伴有一些基础疾病，如营养不良、维生素和微量元素缺乏，或伴有糖尿病等疾病。这些伴随疾病可引起皮肤毛细血管损伤、局部血液循环和组织吸收障碍、慢性炎性反应，代谢产物堆积和皮肤营养改变等，最终促使溃疡的形成、影响溃疡的愈合。对于下肢静脉性溃疡的发病机制也有学者曾提出纤维袖套学说、白细胞捕获学说等，其确切发病机制目前仍在研究探索。

随着对 VLU 发病机制研究的逐渐深入，其治疗方法也在不断改进。目前临床治疗措施主要包括两个方面：对溃疡创面本身，即局部的皮肤炎症创面，以及对溃疡病因，即持续的静脉高压状态进行干预和治疗。具体治疗措施主要包括一般治疗、药物治疗、手术治疗及综合治疗。VLU 的发生发展和治疗效果是多因素决定的结果，其成功治疗需要建立综合治疗的思路，应重视完善和个体化的诊治流程。在准确的辅助检查引导下，明确病变性质并制定个体化的治疗方案。重视患者生活习惯的指导，鼓励患者减轻体重，在压力治疗的辅助下适度行走锻炼、促进静脉回流。加强与整形外科、理疗康复科等的合作，通过植皮、特殊敷料和理疗等多种辅助措施进行综合治疗。此外，要继续开展大样本 RCT 研究，进一步规范治疗指南，为临床工作提供指导。

本册是"创面治疗新技术的研发与转化应用系列丛书"之一，较系统地介绍了静脉性溃疡的发病机制和血流动力学机制，下肢静脉疾病的分类方法、临床表现、诊断与鉴别诊断，静脉性溃疡的各种治疗方法，以及静脉性溃疡临床治疗实例。对从事血管外科、创面修复外科、伤口治疗门诊（中心）等医疗单位的临床医师和一些初学者具有重要参考价值。

尽管编写者绝大多数都有丰富的撰稿和编书经验，但本分册仍然会有许多不足，恳请读者理解并尽可能地给我们提供宝贵意见。

王深明　胡宏鸯　祁少海

2018 年 6 月

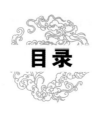

目录

1 静脉性溃疡概述

下肢溃疡是外科的常见病,下肢溃疡可表现为活动性溃疡,也可是已愈合的溃疡;溃疡可为静脉性、动脉性溃疡,还可以是糖尿病性或其他原因导致的溃疡。尽管下肢溃疡的发病机制尚未完全明了,由于静脉性疾病远远多于动脉的病变,约为动脉性疾病的 10 倍,所以血管外科病变中 90% 的下肢溃疡是静脉性溃疡。因为静脉性疾病的表现不如动脉性疾病严重,静脉性溃疡远未得到足够的重视,甚至于被忽视而受到不恰当的处理。静脉性溃疡患者可能经年累月地到医院或诊所更换敷料,不断地更换所能找到的药膏、油膏、霜剂、乳剂,长期使用抗生素,甚至皮肤移植,但静脉性溃疡依然是反复发作,经久不愈。溃疡是静脉外科疾病晚期的临床表现,也是外科临床治疗中具有挑战性的领域之一。

下肢静脉性溃疡(venous leg ulcers,VLU)是最常见的下肢溃疡病变,大约占所有腿部溃疡的 70%,人群发病率为 1%～2%。约 50% 的 VLU 会在 10 年内复发,很多患者需要反复接受治疗,大大增加了患者的经济和心理负担。据估计,静脉性溃疡发病率在工业化发达的西方国家人群中高达 0.5%～1.0%,若以患有下肢慢性静脉性疾病(chronic venous disease,CVD)的患者统计,静脉性溃疡的发病率为 12%～14%。我国的静脉性病变患者也很多,孙建民、张培华等在 20 世纪 90 年代初期主持了华东地区四省一市的调查,调查各种职业的人群 6 万余人,结果表明,下肢静脉疾病的发病率为 8.89%。黄氏等治疗 1 552 例下肢慢性静脉性疾病时,449 例伴有静脉性溃疡,占 28.9%。由此推算,我国的静脉性溃疡患者不在少数。

1

1.1　静脉性溃疡的发病机制

　　下肢静脉性溃疡是慢性静脉功能不全最严重和最难治的并发症,了解静脉性溃疡的发病机制对临床治疗有很积极的促进作用。回顾静脉性溃疡发病机制的探索历程会发现,人们对静脉性溃疡机制的了解经历从粗到细、从点到面、从局部到立体的过程。目前比较公认的学说认为,长期静脉高压、局部皮肤微循环障碍、炎症细胞浸润等是溃疡形成的重要因素,这些因素在溃疡形成和延迟愈合的各个阶段发挥着相当重要的作用。

1.1.1　静脉血流淤滞学说

　　静脉血流淤滞学说是由 Homans 在 1916 年提出的,是对溃疡形成的早期探索。该学说认为,静脉中淤滞的血流在曲张、膨胀的血管中停滞,造成皮肤的相对封闭,使组织产生缺氧和细胞坏死。该学说虽然较为笼统却较为准确地阐述了发病的关键环节,为后来的研究打下了基础。之后的研究者更为深入地探索了"封闭"和缺氧坏死,完善了这一学说的上下游和背景机制。

1.1.2　动-静脉瘘学说

　　该学说是最早的静脉性溃疡形成微循环理论。该学说认为,慢性静脉功能不全(chronic venous insufficiency,CVI)的皮肤改变是小动-静脉瘘畸形的继发改变。小动-静脉瘘将动脉压力传导至静脉,导致血管通透性增加,使皮下毛细血管异常,而影响组织营养。动-静脉瘘畸形阻断了皮肤血流,产生缺氧以及继发细胞坏死。但是并没有现代的资料表明静脉性溃疡患者存在微小动-静脉瘘,这一些学说不再作为皮肤改变的有关原发性发病机制被人们所接受。

1.1.3　纤维蛋白袖套学说

　　纤维蛋白袖套学说包含两个内容,为纤维蛋白病理性沉积和纤溶活性降低。对 VLU 发病机制的探索可以追溯到 1982 年，Burnand 等首次提出在静脉压升高的犬后肢观察到纤维蛋白沉积于毛细血管床周围。他们提出假设：升高的静脉内压力使内皮间隙扩大导致纤维蛋白溢出沉积于血管周围间隙形成所谓的纤维蛋白袖。他们随后在脂质硬皮病患者的真皮毛细血管周围证实了纤维蛋白袖的存在，这层厚度仅为 1 mm 的纤维膜就能够使氧的渗透力显著降低。因此他们提出纤维蛋白袖形成了一层阻碍氧和营养物质交换的屏障，造成了组织的"饥饿"，最终导致组织缺损，创面修复失常的学说。纤维蛋白袖是 VLU 形成的经典理论之一，但是之后的研究对这一理论提出了许多质疑。Cheatle 等首先对"屏障"的成分提出了疑问，他们利用和氧气有同样渗透性的氙气进行实验，却发现氙气在"屏障"中的渗透性没有受到明显影响。另外，在其他慢性溃疡创面同样也观察到了纤维蛋白袖，然而在这些疾病中静脉氧张力却显著高于 VLU，所以静脉性溃疡患者的纤维蛋白袖成分可能有别于其他慢性溃疡病变。随后的研究也发现纤维蛋白袖具有多种成分，可能包括层粘连蛋白、纤连蛋白、细胞黏合素、胶原、纤维蛋白、捕获的白细胞等，在疾病形成过程中纤维化活化可能比纤维蛋白沉积更重要。

1.1.4 白细胞捕获与炎症激活学说

在纤维蛋白袖套学说的基础上，1988 年 Colerridge Smith 等提出了白细胞捕获学说，并经许多学者的实验从各方面加以论证支持。此学说的主要观点是，正常血管内循环白细胞表面有黏附分子分布，与内皮细胞表面的黏附受体主要是内皮细胞选择素（E-selectin）疏松结合，使白细胞能够在内皮表面滚动行走，搜索潜在的炎症介质然后变形从血管内皮之间穿出到周围组织中去参与炎症反应，而 CVI 时血管细胞黏附分子（vascular cell adhesion molecule，VCAM）、细胞间黏附分子-1（intercellular cell adhesion molecule-1，ICAM-1）表达增加，白细胞由原来的 E-selectin 疏松结合变为白细胞表面的分化簇（cluster of differentiation，CD；或

1

称簇分化抗原)11b 和血管内皮 ICAM-1 之间的紧密结合。CVI 静脉高压不但使结合表型转变更是加剧了白细胞的边集、内皮间隙扩大使白细胞更容易游走至周围组织。在这一过程中白细胞被 CVI 产生的剪切应力激活,释放大量蛋白水解酶和氧自由基造成内皮细胞破坏周围实质细胞死亡,进而组织破坏溃疡形成。这些白细胞多数为中性粒细胞、T 淋巴细胞、单核巨噬细胞,观察推导得出白细胞捕获是通过以下两个机制形成溃疡:①捕获的白细胞阻塞血管造成缺血损害引起组织坏死;②激活的白细胞分泌细胞因子,包括炎症介质与抗炎因子等系统失衡及氧自由基、超氧化物等过氧化物对血管和组织的破坏,从而造成损害。研究表明,CVI 患者血浆中存在使白细胞激活的粒细胞激活因子。患者全血中激活的中性粒细胞数量少于在患者血浆内孵育的健康人全血的中性粒细胞数量,这提示 CVI 患者激活的中性粒细胞可能被周围循环截留,血流速率的缓慢和特定的内皮-白细胞黏附分子(ICAM-1 和 VCAM-1)的表达可能在此过程中发挥作用,并最终引起白细胞淤滞,导致由炎症介质分泌引起的组织损伤。目前不知道血浆中哪些因子诱导幼稚的中性粒细胞激活,但它们可能在原发性静脉功能障碍的发病机制和静脉性溃疡的形成中发挥重要作用。在一个静脉高压的实验模型中,在早期即检测到炎症过程:中性粒细胞黏附于静脉内皮细胞,移动并穿越内皮细胞和基底膜进入组织间隙;同时实质细胞死亡。这提示静脉高压可以启动机体的炎症反应。另外,炎症反应只局限于溃疡区域或有严重微血管病的皮肤区域,这有可能是激活的白细胞穿越血管周围纤维蛋白沉积区,并释放活性转化生长因子-β_1 (transforming growth factor-β_1,TGF-β_1)的结果,证据是 TGF-β_1 被发现在临床活动性慢性静脉功能不全区域水平升高。

1.1.5　静脉性溃疡的酶学变化

在慢性静脉功能不全肢体的皮肤及静脉性溃疡内多种酶活性的改变引人注目,研究表明这些改变常与组织损伤、炎症反应等密切相关。有报道,一氧化氮合酶(nitric oxide synthase,NOS)和精氨酸酶在静脉性溃疡组织内的表达较正常皮肤明显增高,而炎症细胞和血管内皮细胞是其主要来源。NOS 参与一氧化氮(NO)的合成,而 NO 可与氢氧自由基结合形成过氧亚硝酸盐(引起组织破坏的强自由基)。NO 的过度表达可直接或间接通过脉管系统、炎症反应和胶原沉积等作用参与静脉性溃疡的发病及延迟愈合。精氨酸酶可增加基质沉积,其在静脉性溃疡内水平增加可能参与了脂性硬皮病的发病和血管周围基质"袖套"的形成,而脂性硬皮病被认为与 CVI 有关并有形成静脉性溃疡的倾向。同时基质金属蛋白酶介导的蛋白水解在静脉性溃疡形成和愈合过程中亦扮演重要角色,其对细胞外基质降解活性所产生的真皮-表皮皮肤缺失,被认为是静脉性溃疡发病机制认识上的重大进展。纤溶酶原激活物(plasminogen activators,PAs)是在溃疡愈合的生物学过程中起重要作用的一种蛋白酶,而其异常可能在与慢性溃疡相关的病理过程中起重要作用。研究发现,组织型纤溶酶原激活物(tissue plasminogen activators,tPAs)是正常皮肤内主要的 PAs 活性,而在溃疡边缘和溃疡组织内明显降低;尿激酶型纤溶酶原激活物(urokinase-type plasminogen activators,uPAs)在溃疡边缘活性增强,而在正常皮肤内则处于低水平;溃疡基底组织则呈现不依赖纤溶酶原的蛋白酶活性(在正常皮肤和溃疡边缘均未发现)。PAs 活性在静脉性溃疡内和其周围的这种分布异常,提示 CVI 肢体存在血管损伤和炎症反应,这与静脉性溃疡的形成之间可能有一定关系。另外还有研究指出,CVI 患者肢体皮肤内多精氨酸酶等,同样与组织损伤炎症反应密切相关。有报道指出,精氨酸酶在静脉性溃疡组织内较正常内皮明显升高,而炎症细胞和血管内皮细胞是其主要来源,精氨酸酶可增加基质沉积,其可能参与了脂性硬皮病的发病和血管周围袖套的形成,而脂性硬皮病被认为有溃疡形成倾向。另外,还有铁沉积铁坏死学说等。

1.1.6　静脉性溃疡渗出液与成纤维细胞老化

成纤维细胞是参与组织损伤修复过程的重要细胞成分,其运动、收缩、增生及纤维化等功能障碍将直接导致创伤愈合延迟或不愈合。研究发现,CVI 患者体内存在某些因子可诱导成纤维细胞功能障碍及老化。有报道,CVI 患者在未出现溃疡前已有皮肤成纤维细胞运动性减弱;无溃疡形成的 CVI 患者下肢皮肤的成纤维细胞表现出细胞老化的特征,如纤连蛋白水平以及老化相关性-β-半乳糖苷酶(senescence-associated β-galactosidase,SA-β-Gal)阳性成纤维细胞均明显增加。这些发现提示成纤维细胞异常在 CVI 出现溃疡病变之前就已存在,可能直接参与了静脉性溃疡的形成。进一步研究发现,在静脉性溃疡渗出液(venous ulcer wonmds fluids,VUWF)内存在某些介质抑制成纤维细胞的正常功能,这在静脉性溃疡发展和愈合不良的机制中可能起着重要作用。有报道,新生的皮肤成纤维细胞暴露于 VUWF 后增生能力明显下降;与 VUWF 孵育后,SA-β-Gal 阳性成纤维细胞比例明显增加。除此之外,VUWF 还可调节成纤维细胞运动性和 α-平滑肌肌动蛋白的表达。这表明静脉性溃疡的微环境逆向影响幼稚、快速增生的成纤维细胞并诱导其老化,而 VUWF 内早期炎症性细胞因子,如肿瘤坏死因子-α(tumor necrosis factor-α,TNF-α)和 TGF-β$_1$ 可能与此过程有关。另外,还有报道,VUWF 除可抑制成纤维细胞的正常功能,还可抑制局部血管形成。这些发现与静脉性溃疡愈合不良相一致。持续的成纤维细胞功能障碍和老化以及血管形成障碍可解释为何反复发作的静脉性溃疡对保守治疗往往无效而需要更积极的治疗方法。

1.1.7 纤溶作用

CVI 患者常出现的凝血与纤溶作用异常已被许多学者注意。有报道:CVI 患者纤溶酶原激活剂抑制因子-1(plasminogen activator inhibitor-1,PAI-1)和组织纤溶酶原激活剂(tPA)活性明显增加;凝血酶原片段(prothrombin fragment)1 和 2(F1+2)在活动性溃疡患者明显升高。这些发现提示纤溶作用的缺失、血栓形成的潜力和血管内皮的损伤,可能参与了静脉性溃疡的发生发展。

1.2 静脉性溃疡的血流动力学机制

1.2.1 静脉反流和静脉高压

血流动力学分析显示,静脉反流是 CVI,也是静脉性溃疡最常见的病理表现,92% 的 CVI 肢体可探及静脉反流。过去,CVI 及其伴随的静脉高压一直被认为是血栓形成后综合征,是继发于深静脉血栓的深静脉系统反流和(或)阻塞所致。彩色多普勒超声技术的广泛应用,揭示了静脉系统反流和阻塞在 CVI 中准确的解剖和功能,瓣膜功能不全在 CVI、静脉性溃疡的重要地位逐渐被认识。各种原因引起的下肢静脉瓣膜功能不全,可产生静脉异常反流导致静脉压升高。慢性静脉高压可致皮肤微循环的渗出性改变。微循环改变是 CVI 最早出现的血流动力学异常,并可持续存在。这些变化会持续到 CVI 的终末阶段,即静脉性溃疡的形成。研究表明,有溃疡的下肢静脉血氧分压高于无溃疡的下肢,由此提出假设:血液通过真皮内的温度调节动脉-静脉(arterial-vein, A-V)短路直接从小动脉进入小静脉,虽然随后没有进一步的证据证实 A-V 短路的存在,但氧分压升高确实存在,血管内高氧,组织内却缺氧缺营养,这一反常引起了研究者极大的兴趣。随后组织学和电镜也证实,静脉反流高压时毛细血管的结构有改变。发生结构改变的毛细血管内压增高,导致血浆和纤维蛋白原渗出于组织间隙,可溶性纤维蛋白原转化为不可溶的纤维蛋白并在毛细血管周围形成纤维蛋白"袖套"。"袖套"如前文所述被认为是氧气弥散的屏障,可引起组织缺氧。另一研究也发现,在脂性硬皮病等下肢皮肤改变之前就已出现的毛细血管周围纤维蛋白沉积和皮肤缺氧可增加静脉性溃疡发生的风险,该实验显示在 84% 的"高危"肢体出现脂性硬皮病等临床皮肤改变之前,足靴区皮肤真皮层内已出现明显的毛细血管周围纤维素沉积。由此可以认为,微循环淤滞、毛细血管高压和组织缺氧的共同作用,参与了 CVI 的发生和静脉性溃疡的形成。从宏观来看,增加的下肢轴性静脉压力传导至静脉微循环,引起跨内皮和内皮间的红细胞和大分子增加。这些血管腔内成分外渗至间隙后所表现的慢性损伤刺激可引起内皮细胞活化、白细胞趋化以及炎症反应介导的损伤。这些炎症反应的最终结果是皮肤纤维化、水肿以及营养性和交换性毛细血管损伤。在这些区域内的最轻微的损伤或感染都会导致组织重建的失衡、真皮纤维化和溃疡形成。目前已公认,持续的静脉高压可引起局部血液循环障碍、组织吸收障碍、代谢产物堆积、组织营养不良、下肢水肿和皮肤改变,这些都是严重 CVI 静脉性溃疡的元凶,解除静脉反流和静脉高压对于 CVI 和溃疡的治疗非常重要。

1.2.2 交通静脉功能不全

交通静脉功能不全在 CVI 肢体皮肤改变中的作用早已为人们所注意,目前尚存在一些争议。功能正常的交通静脉由于瓣膜的作用可以保证由下肢浅静脉系统向深静脉系统的单向引流;当发生功能不全深静脉血流会通过功能不全的交通静脉逆流进入浅静脉,引起小腿浅静脉淤血、组织缺氧引发相应的皮肤改变。CVI 肢体的 CEAP 分级与小腿交通静脉的数量和直径呈正相关。Nicolaides 等报道,下肢静脉性溃疡的发生率在单纯浅静脉反流时为 6%,浅静脉反流合并交通静脉功能不全时为 30%,无交通静脉功能不全但是存在深静脉反流时为 33%,同时存在深、浅、交通静脉反流时为 47%。这些研究表明小腿交通静脉功能不全在静脉性溃疡的形成中存在一定作用。但也有一些研究认为交通静脉与静脉高压无关,并非人们从前所认为的那样,在每一个溃疡下面都存在一条滋养的交通静脉。此外,这一水平的交通静脉反流总是与浅静脉和(或)深静脉功能不全合并存在。因此,这些静脉性溃疡的产生到底有多大程度与交通静脉相关,值得探讨。

1.2.3　小腿肌泵功能不全

小腿肌泵功能不全也是静脉性溃疡血流动力学改变相关机制里较早的研究之一,主要是指腓肠肌泵。腓肠肌泵由小腿肌肉和肌肉间静脉窦组成,收缩时它可以排出超过小腿总容量60%的静脉血,使静脉压下降。腓肠肌泵作为"第二心脏",其功能不全与CVD关系密切。在正常人行走时,腓肠肌泵每收缩一次排出血量60~90 ml,可使踝部水平的静脉压下降8 kPa(60 mmHg),即使踝部水平的正常静脉压减少50%以上。腓肠肌松弛时,接受毛细血管的血液,并"抽吸"浅静脉的血液,准备下一次腓肠肌泵的排血。腓肠肌泵的正常功能取决于正常的深静脉瓣膜功能、交通支静脉瓣膜功能、通畅的深静脉、良好的小腿肌肉收缩力,以及踝关节的正常活动,等等。而静脉瓣膜功能正常和深静脉通畅可能最为重要。深静脉瓣膜功能不全、深静脉回流障碍、腓肠肌泵功能减退可引起下肢静脉性高压,下肢静脉性溃疡形成。Yang 等认为,腓肠肌泵功能衰退是下肢静脉性溃疡形成的主要原因。Araki 等研究下肢静脉性溃疡时,比较下肢静脉性溃疡已愈合、下肢静脉活动性溃疡、下肢静脉性溃疡经久不愈的 3 组患者,发现腓肠肌泵的射血分数(ejection fraction,EF)下降,而且与下肢静脉性溃疡的严重程度成正比,但腓肠肌收缩后静脉的残余容积分数(residual volume fraction,RVF)则升高,并与下肢静脉性溃疡的严重程度成反比。另外,深静脉逆流、EF 下降和下肢静脉性溃疡形成三者的关系密切。有研究表明,在静脉无阻塞的前提下,逆流极少者溃疡发生率为0%;中度逆流者的溃疡发生率为40%,当深静脉重度逆流时,EF 仅为正常时的10%~15%,下肢静脉性溃疡的发生率高达58%。可能是下肢静脉性高压削弱了腓肠肌泵功能,腓肠肌泵功能减退又加重了血液淤滞、下肢静脉性高压和深静脉瓣膜功能不全。与心脏相似,腓肠肌泵的功能也受肌肉收缩力、前负荷、后负荷的影响。当存在反流时表现为前负荷增加,当存在近端静脉阻塞时表现为后负荷增加。理论上这些因素将不同程度地削弱肌泵的功能。当各种原因引起腓

1

肠肌泵功能不全时,静脉血不能有效回流,静脉压力增高就可能按各种分子机制引发溃疡形成。研究表明,良好的肌泵功能,可以一定程度降低溃疡发生率和复发率;相反,肌泵功能不良的肢体即使是轻度反流亦可以出现较高的溃疡发生率(32%)。

（秦原森　何榕洲　胡作军　王深明　祁少海　赵菁玲）

2 下肢静脉性溃疡的诊断

诊断疾病的基础是明确疾病的定义。现已发表的相关指南对下肢静脉性溃疡的定义稍有不同,例如2014年美国血管外科协会(American Society for Vascular Surgery,ASVS)指南指出,下肢静脉性溃疡(VLU)是发生于腿部或足部受静脉高压影响区域的开放性皮肤病损;2009年美国静脉学会定义指出,VLU是全层的皮肤缺损,最常发生于踝部区域,不能自行愈合且受慢性静脉功能不全(经多普勒彩超证实的)维持。可以看到发生部位和慢性静脉功能不全(CVI)是确定VLU的关键。然而在下肢许多创面看上去很像静脉性溃疡,如动脉性溃疡、创伤性溃疡、糖尿病性溃疡、恶性溃疡、风湿性溃疡,神经性、感染性、脉管炎性和血液性(如镰形红细胞)溃疡,凝血功能紊乱性溃疡以及药物反应性溃疡等。一项德国的大宗病例(31 619例患者)足部溃疡病因调查结果显示,静脉反流因素占47.6%,动脉性因素占14.5%,两者并存占17.6%,血管炎5.1%、外源因素3.8%、坏疽性脓皮病3.0%、感染因素1.4%、肿瘤因素1.1%、药物因素1.1%。因此,必须注意溃疡的鉴别诊断。在无创性检查未发现静脉反流与阻塞,和(或)体积描记检查缺乏腓肠肌泵功能不全的证据时,应考虑其他原因引起的溃疡;所有怀疑VLU的患者都应该临床评估是否存在CVI的情况,临床考虑为VLU的腿部溃疡应该有与CVI一致的临床表现。诊断的步骤应先从病史和临床检查开始。认真询问患者的发病史,有无静脉疾病病史,如浅静脉曲张、深静脉血栓形成、凝血性疾病,以及静脉疾病家族史等。对患肢应认真进行检查,有无浅静脉曲张、疼痛、水肿,静脉性炎症以及溃疡的部位和数量。静脉性溃疡几乎都发生在足靴区。其在踝部的分布:中部70%、侧面20%、双侧面10%。溃疡的边缘

11

2

不规则且光滑,具有白色的新生表皮。溃疡的基底通常是粉色的,有颗粒样组织,并常覆盖着黄绿色蜕皮。溃疡周围的皮肤具有CVI引起的皮肤损害,如水肿、色素沉着、硬化、皮炎、皮肤纤维化、静脉曲张,然后应进行彩色多普勒检查。彩超可提供实时的静脉血流情况,可记录肌肉收缩的效果和瓣膜功能;可清楚地识别功能不全的隐静脉和交通静脉;评估所有节段的深静脉,包括股总、股深、股浅、腘静脉以及胫静脉。另外,体积描记仪可用以量化多普勒扫描发现的病理情况,可在静脉阻塞、腓肠肌泵射血分数和反流方面提供量化数据。动态静脉压测定可帮助评估静脉阻塞是否有病理学意义。最后,顺行性和逆行性静脉造影对于决定是否可以通过深静脉重建术来纠正阻塞或深静脉反流十分重要。另外,对于VLU的患者也要注意下肢动脉的评估,报道显示,15%~25%的VLU患者同时存在外周动脉疾病,充足的动脉血流对促进溃疡愈合是极为重要的。

2.1 下肢静脉疾病的分类方法

下肢静脉系统由于解剖结构变异多,瓣膜功能改变细微或明显交织出现,以及具有侧支循环代偿功能和阻塞后再通能力等特点,因此,下肢静脉疾病的变异情况也相当复杂。血管外科学者都认为,有必要建立一个统一、完整、能包括静脉疾病诊断各方面特点的诊断和分类体系,以指导静脉疾病的诊断、治疗和疗效判断。下肢静脉性溃疡并不是一个完全独立的疾病,了解下肢静脉疾病的分类方法对于静脉性溃疡的治疗意义重大。1978年,德国Widmer提出了静脉疾患的分类方法,依据肉眼可见的静脉曲张和慢性静脉疾病的外部表现进行分类。1985年,俄罗斯的Sytchev发表了一个比较完整的分类法,但由于未在俄罗斯外进行广泛的宣传,未能引起人们的重视。1988年,美国血管外科学会和国际心血管学会(International Society for Cardiovascular Surgery, ISCVS)下属的一个联合委员会制定了一个临床分类方法,成为临床报告静脉疾病的标准,其中增加了解剖分类,临床严重程度分级,并建议应有判断静脉功能不全存在的反映静脉血流动力学的客观指标。随着近年对静脉疾病研究的深入和取得的成果,对于静脉疾病准确诊断和分类已成为可能。1994 年一组国际专家组成的美国静脉专题研讨会(American Venous Forum,AVF)一个特别委员会,提出了 CEAP 分类法,旨在对静脉疾病提出更为准确、简单易行,能为大多数学者普遍接受的分类方法,有利于在病例报告和评价不同的诊断和治疗方式方面统一化。CEAP 法于 1997 年第二届有关静脉疾病的泛太平洋血管外科研讨会上被与会者所认同,现已在全世界大多数国家和地区广泛使用。

2.1.1 CEAP 法的具体内容

2.1.1.1 总体分类

C:临床特征分类(clinical signs)。分 7 级(C 0~6),附加,A 代表无症状表现(asymptomatic),S 代表有症状表现(symptomatic)。

E:病因分类(etiologic)。分先天性(congenital,C)、原发性(primary,P)、继发性(secondary,S)。

A:解剖部位分类(anatomic distribution)。浅静脉(superficial,S)、深静脉(deep,D)、交通静脉(perforator,P)、单发或合并。

P:病理生理功能不全分类(pathophysiologic dysfunction)。反流性(reflux,R)、阻塞性(obstruction,O)、单发或合并。

2.1.1.2 临床特征分类

临床特征分类(clinical signs,C)基于静脉疾病的客观临床体征(C 0~6)加上 A(无症状表现)或 S(有症状表现)。症状包括:痛、充血、皮肤刺激征和肌肉痉挛以及其他与静脉功能不全有关的主诉(表 2.1)。

2

表 2.1 临床特征分类

分级	客观临床体征
0 级	无可见或可触及的静脉疾病体征
1 级	毛细血管扩张或浅静脉呈网状分布
2 级	静脉曲张
3 级	水肿
4 级	静脉疾病所致皮肤改变(如色素沉着、静脉性湿疹、脂质硬皮病表现)
5 级	上述皮肤改变加已愈合溃疡
6 级	上述皮肤改变加活动性溃疡

治疗可改变临床症状和体征,治疗后应重新分级。

2.1.1.3 病因分类

病因分类(etiologic,E)见表 2.2。

表 2.2 病因分类

分类	英文及缩写	病因
先天性	congenital,C/Ec	先天性指出生即有或日后确认的
原发性	primary,P/Ep	病因不明的,即原发性指既不是先天性的,也无确定病因的
继发性	secondary,S/Es	继发性指已知病因的,如血栓形成后、创伤后、其他

2.1.1.4 解剖部位分类

解剖部位分类(anatomic distribution,A)见表 2.3。病变可累及 1 个、2 个或全部 3 个系统。

表2.3　解剖部位分类

分段号	浅静脉（superficial，S/A_S）
1	毛细血管扩张/网状静脉
2	膝上大隐静脉（greater saphenous vein，GSV）
3	膝下大隐静脉
4	小隐静脉（lesser saphenous vein，LSV）
5	非隐静脉
分段号	深静脉（deep，D/A_D）
6	下腔静脉
7	髂总静脉
8	髂内静脉
9	髂外静脉
10	盆腔静脉（性腺静脉、阔韧带静脉、其他）
11	股总静脉
12	股深静脉
13	股浅静脉
14	腘静脉
15	小腿部静脉［胫前静脉、胫后静脉、腓静脉（全部成对）］
16	肌肉静脉（腓肠肌、足底、其他）
分段号	交通静脉（perforator，P/Ap）
17	大腿（thigh）
18	小腿（calf）

2.1.1.5　病理生理功能不全分类

病理生理功能不全分类（pathophysiologic dysfunction，P）见表2.4。

2

表 2.4　病理生理功能不全分类

分类	英文及缩写
反流性	reflux, R/P_R
阻塞性	obstruction, O/P_O
反流和阻塞性	$P_{R,O}$

根据彩色多普勒超声检查可判断反流性或阻塞性,可使用上表所列解剖分段来报告病理生理分类。如反流到哪一段,血栓栓塞在哪一段,即可用该段分类表示,如 Po-cav(下腔静脉阻塞),P_{O-I}、P_{O-F}、P_{O-P}、P_{O-C}(分别表示髂、股、腘和小腿部静脉阻塞),如多段阻塞,也可用 $P_{O-I,F}$ 表示。

例 1:无合并症的静脉曲张病例,C_2(A/or/S)-E_P-As-Pr(2-5)。

表示:临床表现静脉曲张(A 或 S),原发性,浅静脉受累,反流性(膝上、下部大隐静脉、小隐静脉和非隐静脉系统)。

例 2:C2,3,4,6-s-Es-As,d,p-$Pr_{2,3,11,13,14,15,18}$-O7,9。

表示:临床表现静脉曲张、水肿、皮肤改变,活动性溃疡,有症状性。病因为血栓形成,解剖部位在浅静脉、深静脉、交通静脉全部受累。反流存在于膝上下大隐静脉、股浅静脉、腘静脉、小腿部静脉和交通静脉,阻塞存在于髂总和髂外静脉。

2.1.2　静脉功能不全评分

慢性静脉功能不全的评分系统可为肢体状况的科学比较和疗效评价提供量化指标。评分系统主要基于 3 个因素,即受累解剖段的数量(解剖评分),症状、体征分级(临床评分),功能丧失情况(功能丧失评分)。

2.1.2.1　解剖评分

解剖评分:每一个解剖段为 1 分,所有受累解剖段的总和。

2.1.2.2　临床评分

临床评分见表 2.5。

表 2.5　临床评分

症状与体征	评分标准
痛	0＝无;1＝中度,不需止痛剂;2＝重度,需止痛剂
水肿	0＝无;1＝轻/中度;2＝重度
静脉性跛行	0＝无;1＝轻/中度;2＝重度
色素沉着	0＝无;1＝局限性;2＝广泛性
脂质硬皮病表现	0＝无;1＝局限性;2＝广泛性
溃疡—大小 (最大的溃疡)	0＝无;1≤2 cm;2>2 cm(直径)
溃疡—持续时间	0＝无;1≤3 个月;2>3 个月
溃疡—复发	0＝无;1＝1 次;2>1 次
溃疡—数量	0＝无;1＝单个;2＝多个

2.1.2.3　功能丧失评分

功能丧失评分见表 2.6。

表 2.6　功能丧失评分

评分	评分标准
0	无症状性
1	有症状性,无须辅助设施而有功能
2	依赖辅助设施,每日仅 8 h 有功能
3	即使依赖辅助设施仍无功能

这个评分系统在近年临床应用中出现一些不足和问题。2000
年,Rutherford 综合美国静脉论坛的研究结果,提出一种新的静脉临
床严重程度评分系统以代替原来的临床评分,以及新的静脉节段病
变评分和静脉功能障碍评分。

2

2.1.3 静脉临床严重程度评分表

静脉临床严重程度评分见表2.7。

表2.7　静脉临床严重程度评分

指标	无=0	轻度=1	中度=2	重度=3
疼痛	无	偶感,活动不受限,不需止痛剂	每日发生,中度活动受限,偶需止痛剂	每日发生,重度活动受限,常规需使用止痛剂
静脉曲张※	无	少见、散在、分支状静脉曲张	多发,大隐静脉曲张局限于小腿或大腿	广泛,大腿和小腿;大小隐静脉均曲张
静脉性水肿	无	仅晚间踝部水肿	下午水肿,踝以上出现	踝以上早晨出现水肿,需活动改变,抬高患肢
皮肤色素沉着△	无或局部浅色度(黄褐色)	弥漫,但有区域界线,陈旧性(褐色)	弥漫性,超过足靴区大部(下1/3)或新发色素沉着(紫红色)	更广泛分布,超过肢体下1/3,新发色素沉着
炎症	无	轻度蜂窝织炎,局限于溃疡周围边缘区	中度蜂窝织炎,累及大部足靴区(下1/3)	严重蜂窝织炎(超过肢体下1/3)或有意义的静脉湿疹

续表2.7

指标	无=0	轻度=1	中度=2	重度=3
硬结	无	局部,环踝部(<5 cm)	小腿内侧或外侧,少于小腿下1/3	整个小腿1/3或更多
活动性溃疡数目	0	1个	2个	>2个
活动性溃疡时间	无	<3个月	>3个月<1年	超过1年不愈合
活动性溃疡大小☆	无	直径<2 cm	直径2~6 cm	直径>6 cm
加压治疗×	未使用或不愿使用	间歇性使用弹力袜		完全自愿全日使用弹力袜和抬高患肢

※曲张静脉必须直径>4 mm,以方便与C1和C2之间的静脉病理变化鉴别;△曲张静脉上的局部色素沉着除外;☆最大溃疡的最大长度/直径;×为判断使用加压治疗不同背景的计算尺

2.1.4 静脉节段病变评分

静脉节段病变评分(venous segmental disease score, VSDS)(基于静脉节段病变与反流或阻塞性病变有关*)见表2.8。

表2.8 静脉节段病变评分(VSDS)

评分	反流性	评分	阻塞性△
1/2	小隐静脉		※
1	大隐静脉	1	大隐静脉(仅从大腿到膝下血栓形成时)

2

续表2.8

评分	反流性	评分	阻塞性△
1/2	交通静脉,大腿		※
1	交通静脉,小腿		※
2	小腿静脉 多发性(仅胫后静脉=1)	1	小腿静脉,多发性
2	腘静脉	2	腘静脉
1	股浅静脉	1	股浅静脉
1	股深静脉	1	股深静脉
1	股总静脉及以上静脉※	2	股总静脉
		1	髂静脉
		1	下腔静脉
10	反流性最高评分	10	阻塞性最高评分

　　反流性指该节段所有瓣膜功能不全。阻塞性指在该节段某点上完全阻塞,或至少该节段一半有>50%的狭窄。大多数节段为1分,但某些节段分值增加或减少以适合它们的临床意义(如股总静脉或腘静脉阻塞加分,腘和多发性小腿静脉反流加分;小腿静脉或大腿交通静脉反流减分等)。同一节段同时有反流和阻塞病变也可评分,这不常见,但在某些血栓形成后状态可能出现,可给予继发性静脉功能不全比原发性疾病更高的评分

　　★适当的静脉影像学检查(如静脉造影和彩超),虽然某些节段并不常规探查(如股深静脉和胫静脉),但在没有了解这些节段是阻塞还是反流时,不能凭推测来计分

　　△深静脉节段的切除、结扎或创伤阻塞的计分与血栓形成引起的阻塞一样

　　※通常股总静脉以上静脉没有瓣膜,所以这些节段无反流性分值。此外,交通静脉阻断和隐静脉结扎/切除不计算在阻塞性评分中,但作为反流性评分减分处理

2.2　下肢静脉性溃疡的临床表现

　　下肢静脉性溃疡发生后,溃疡的位置和数目变化较大,但大多数静脉溃疡发生在足踝部的内侧,称为足靴区(gaiter area)。小腿下端前内侧也是好发部位。发生在小腿外侧的静脉性溃疡常伴

有小隐静脉的功能不全。静脉性溃疡可为一个溃疡或数个溃疡。溃疡的肉芽苍白、水肿，表面稀薄分泌物，周围皮肤色素沉着，有皮炎和湿疹样变化，有时呈急性炎症发作。溃疡病程长时，面积大瘢痕多，而且底面纤维化严重。存在静脉曲张者，患者在站立稍久后，患肢有酸胀、麻木、困乏、沉重感，容易疲劳，平卧休息或抬高患肢后，上述症状消失。患者站立时，患肢浅静脉隆起、扩张、迂曲、状如蚯蚓，甚至卷曲成团，以小腿和足踝部明显，常无肿胀。发生在原发性下肢深静脉瓣膜功能不全时，患肢有较严重的重垂不适及肿胀，行走时因瓣膜失去单开放功能而症状加重，只有在平卧时才能缓解。下肢深静脉血栓形成后综合征而致的下肢静脉性溃疡，早期主要为下肢深静脉回流障碍，病程进入后期，血栓机化而完全再通后，成为深静脉逆流性病变，出现代偿性浅静脉曲张，下肢肿胀，酸胀不适。在深静脉血栓形成的闭塞期，深静脉通畅试验阳性，静脉压升高，运动后更加明显。下肢动-静脉瘘也可出现静脉性溃疡，常合并浅静脉曲张，局部可以扪及持续性震颤，听诊时可闻及连续性杂音，患肢常较健肢明显增长、粗大，因静脉内有动脉血灌注，体表温度升高，静脉压明显升高，穿刺静脉时为鲜红色氧合血。先天性静脉畸形骨肥大综合征为先天性静脉畸形病变，由于胚胎发育过程中坐骨静脉系统残留而形成，具有浅静脉曲张、患肢增长增粗及皮肤呈现大片血管瘤样红斑 3 个主要体征，体征常局限于下肢的外侧面。

2.3　鉴别是动脉性溃疡还是静脉性溃疡

通过病史和临床表现可以获得初步诊断，但也有约 20% 的患者同时存在动脉缺血性疾病和静脉淤血性疾病。实验室检查可以提供诊断依据。具体鉴别特点可参考表 2.9。

踝肱指数（ankle brachial index，ABI）应常规测定，有助除外动脉缺血性溃疡。ABI 是踝部胫前或胫后动脉压与同侧肱动脉压之比，正常时 ≥1.0，下肢慢性动脉性缺血时，患者的 ABI 可小于 1，严重者可达 0.5 以下。

表 2.9　下肢动脉性溃疡与下肢静脉性溃疡的鉴别

项目	下肢动脉性溃疡	下肢静脉性溃疡
高危因素	动脉硬化	深部静脉血栓病史
	老龄	静脉瓣功能不全
	糖尿病	肥胖
	高血压、吸烟	
下肢改变	皮肤干燥、变薄、发亮	水肿
	趾甲变厚	色素沉着
	腿毛少	有已愈合的溃疡
	抬高下肢时皮肤颜色苍白	表浅静脉曲张
	触摸时下肢发凉	触摸时下肢感觉温暖
溃疡的部位	趾尖部位	内踝
	趾骨头部位	胫骨前
	外踝或跖骨部位	或下肢下 1/3 部位
溃疡局部特点	边界清楚	边缘不整齐
	有黑色的坏死组织	创面有红色肉芽组织
	创面深,基底部苍白	坏死组织少
疼痛	疼痛感非常明显	不明显或中度疼痛
	休息或放低下肢时疼痛减轻	抬高下肢时疼痛减轻
创面周围皮肤	可能伴有周围神经炎	皮肤浸渍、瘙痒、脱屑
脉搏	下肢脉搏减弱或者消失	正常脉搏

2.4 鉴别是静脉回流障碍还是静脉反流

2.4.1 下肢动态静脉压

下肢动态静脉压(ambulatory venous pressure, AVP)与静脉性溃疡关系密切,测量动态静脉压是评价静脉高压的最好方法。行走时由于腓肠肌泵的驱血作用,静脉压常低至 $0.00 \sim 2.67$ kPa($0 \sim 20$ mmHg)。标记静息时的压力(P0)和 10 次抬脚跟运动末的压力(P10),两个压力差(P0−P10),以及再充盈时间(refilling time, RT)是最有用的指标。当存在严重的回流障碍或深静脉反流,包括腘静脉反流时,运动充血使血流量和静脉容量升高,P10 值可能高于 P0值。测量方法是患肢足背浅静脉穿刺,连接生理记录仪,患者站立,按 1 次/s 的频率做 10 次下蹲或抬足跟动作后测量静脉压,AVP<4.00 kPa(30 mmHg)时,极少发生溃疡,AVP>10.67 kPa(80 mmHg)时,溃疡发生率为 73%。另外,动态静脉压测定可帮助评估静脉阻塞是否有病理学意义。

2.4.2 多普勒彩色超声

彩色多普勒血流显像(colour Doppler flow imaging, CDFI)是在脉冲多普勒技术基础上发展起来的超声诊断技术,其技术特点是不仅能清楚了解大血管的解剖形态与活动情况,而且能直观形象地显示血流的方向、速度、范围及有无血流紊乱及异常通路等。发展至今彩色超声(简称彩超)已是医疗工作中不可或缺的辅助检查之一,也是诊断下肢静脉疾病最重要、最常用的辅助检查。多普勒超声检查可以了解静脉内有无阻塞或反流,观察静脉瓣膜的活动和功能,通过瓦氏(Valsalva)试验测定静脉血反流指数,评价静脉反流的严重程度。还能观测静脉的横截面,测定静脉反流的速度、时间,计算静脉反流量。掌握彩超检查的一般原理和血管疾病中的常用诊断知识对临床决策有很大帮助,超声医师与临床医师在检查和讨论过程中有共同语言,有益于疑难病例的诊断,因此,彩色多普勒超声已成为目前血管疾病诊断的理想检查手段。

彩色多普勒超声用红色和蓝色表示血流。但血流的颜色不代表动、静脉,只是表示血流的方向。遵守"红迎蓝离"的方法,即朝向探头血流用红色表示,背离探头血流用蓝色表示。彩色信号的深浅(明亮与暗淡)标志血流的快慢,从彩色信号是否持续呈现或有规律的闪现可区分静脉血流、动脉血流。二维彩色多普勒血流成像除能探测血流性质、方向与速度之外,尚能观察血流的范围。在图像上显示出某一血流由何处起始,何处终止,宽度如何。深静脉功能不全者在 Valsalva 试验时可见异常血流反流,可根据反流的程度和反流的部位,判断深静脉瓣膜功能不全的程度。

通过频谱分析,可直接或间接地了解血管形态、血流动力学变化,为血管本身或脏器病变提供诊断资料。频谱多普勒图的纵坐标表示血流流速的大小,最大流速亦即峰值流速位于曲线顶端。横坐标表示频移的时相,显示血流速度随时间的变化。中间一条称为基线的水平线用以区分频移的方向,朝向探头的血流速度曲线标示在基线的上方,背离探头的流速曲线标示在基线下方。频谱图旁边还有许多数值,标示着各种血流动力学指标,包括峰值流速、最低流速、阻力指数等,分别表示最高血流速度、最低血流速度、阻力指数等。

2.4.2.1 静脉的彩色多普勒超声

正常静脉血管壁薄,韧性大,直径多大于伴行的同名动脉。超声图像呈壁薄、内膜光滑的液性管腔。由于静脉是输送回心血液的管道,除下腔静脉、颈内静脉等近心静脉随心脏舒缩而有变化外,四肢静脉一般没有明显搏动,血流为持续性。彩色多普勒显示为背离探头的静脉血流呈深蓝色,脉冲多普勒显示静脉内为连续性血流频谱,随呼吸而起伏变化。超声特点:①良好检查条件下,可见附着在管壁上的静脉瓣膜;②静息状态下存在与心动周期无关的血流-自发性血流;③血流速度有期相性,即受呼吸影响而变动;④Valsalva试验时,静脉血流信号消失;⑤远心端肢体加压,近心端静脉血流速度加快。

2.4.2.2　静脉彩色多普勒检查适应证

静脉彩色多普勒检查适应证:①浅静脉曲张;②深静脉瓣膜功能不全,交通静脉功能不全;③深、浅静脉血栓形成;④先天性静脉发育异常,如先天性深静脉畸形、颈静脉扩张症;⑤瘤浸润、压迫和其他原因的外界压迫,如髂静脉受压综合征等;⑥不明原因肢体肿胀的鉴别诊断;⑦海绵状血管瘤和蔓状血管瘤;⑧静脉手术或非手术治疗后的随访观察。

2.4.2.3　四肢静脉疾病的彩色多普勒超声诊断

(1)单纯性下肢浅静脉瓣膜功能不全　最常见的下肢静脉疾病。隐-股静脉瓣膜功能不全,伴隐静脉扩张。下肢深静脉的形态和功能可正常。隐静脉病变轻时,交通静脉多为正常表现;隐静脉病变严重时,交通静脉的形态和功能可异常。

1)二维超声表现:隐静脉明显扩张。病变在大隐静脉时,大隐静脉近端明显扩张,同时可见隐-股静脉瓣膜的摆动;病变在小隐静脉时,腘静脉处可探及扩张的小隐静脉。

下肢深静脉通畅,血管壁光滑,管腔内无异常回声,瓣膜显示清晰,关闭良好。

2)彩色多普勒表现:扩张的大隐静脉呈囊状,内充满血流,各个属支亦扩张。做 Valsalva 试验时,在隐-股静脉瓣处可见自大隐静脉近端向远端逆流的彩色血流,即色彩逆转,由原回心血流的蓝色变成离心的红色血流。反流的彩色血流色彩明亮抑或黯淡,与大隐静脉扩张的程度成正比。

深静脉彩色血流充盈良好,血流边缘整齐,做 Valsalva 试验时,无彩色血流色彩"逆转"现象,即无色彩显示。

3)脉冲多普勒表现:深静脉血流频谱正常。在大隐静脉近端,即隐-股静脉瓣处取样,在 Valsalva 试验时出现与平静呼吸时相反的血流频谱,持续时间的长短与隐-股静脉瓣膜病损程度有关。

4)诊断要点:以下肢浅静脉曲张为主要症状,超声检查示大隐静脉和(或)小隐静脉扩张,Valsalva 试验时出现反向彩色血流,而深静脉通畅,无血栓形成,深静脉瓣膜功能良好。交通静脉无扩张。

5)临床意义:可鉴别下肢静脉曲张的病因、程度。利于手术方案的制订。

(2)原发性深静脉瓣膜功能不全　常见的下肢静脉疾病。隐静脉和下肢深静脉均有病变,严重者,交通静脉亦可功能不全。

1)二维超声表现:除了可见浅静脉瓣膜功能不全的征象外,深静脉显示如下特征。①静脉管腔内回声清晰,静脉管径多为明显增宽。②静脉管壁光滑,不增厚,连续性好,管腔内无实性回声,探头加压可压瘪以及瓣膜边缘较模糊,相对短小。深吸气时管径增加,部分可见扩张的静脉窦。

2)彩色多普勒表现:深静脉彩色血流充盈良好,边缘整齐。Valsalva 试验时,彩色血流出现彩色“逆转”,由“蓝色”转为“红色”。反流时间≥0.5 s。且反流可随瓣膜功能不全的损害程度而持续一段时间,1～2 s,甚至可>6 s 或整个 Valsalva 试验的全过程。

3)脉冲多普勒表现:Valsalva 试验时,频谱方向由正向变为反向血流频谱,持续时间较长,>0.5 s。

4)诊断要点:超声检查示大隐静脉和(或)小隐静脉扩张,或大(小)隐静脉术后。深静脉通畅,管壁光滑,彩色血流充盈良好,边缘整齐。Valsalva 试验时出现反向彩色血流,脉冲多普勒频谱方向由正向变为反向血流频谱,持续时间较长,>0.5 s。即可判断该段深静脉瓣膜功能不全。根据反流的部位、反流的程度及反流持续的时间来综合判断深静脉的瓣膜功能情况。

据文献报道以及我们的经验,反流程度目前多参照 Kistner 四级分度。Ⅰ级:静脉反流局限大腿近段,可超过股浅第一对瓣膜;Ⅱ级:静脉反流到达大腿中下段,未超过膝关节水平;Ⅲ级:反流超过膝水平;Ⅳ级:反流直达胫后静脉。各段静脉反流持续时间>1 s,可视为该部位深静脉有反流。

5)临床意义:临床上对重度下肢原发性静脉反流性疾病患者的处理是浅静脉、深静脉和交通静脉 3 个系统的病变同时综合性地给予外科治疗,临床疗效得以大大提高,而彩色多普勒超声检查恰可完全满足临床需要,无论是术前抑或术后,均可提供临床所需要的信息。

6)注意事项:①必须排除患肢有无深静脉血栓形成、血栓后遗症及先天性静脉畸形疾病。②当患者平卧位检查,深静脉反流在Ⅱ度以上时,必须加做站立位的 Valsalva 试验。反流程度以站立位的 Valsalva 试验结果为准。

(3)继发性深静脉瓣膜功能不全　常见于深静脉血栓机化后再通。

1)二维超声表现:深静脉管壁增厚,不光滑,探头加压虽仍可压瘪,但瓣膜显示不清。管腔内径较小。

2)彩色多普勒表现:深静脉彩色血流充盈欠佳,彩色血流束细,边缘不整,Valsalva 试验时,彩色血流出现彩色"逆转",由"蓝色"转为"红色"。

3)脉冲多普勒表现:Valsalva 试验时,频谱方向由正向变为反向,持续时间较长,>0.5 s。

4)诊断要点:患者既往有深静脉血栓形成的病史。超声检查示深静脉管壁增厚,不光滑,探头加压虽仍可压瘪,但瓣膜结构显示不清。管腔内径较小(与对侧同部位静脉比较)。彩色多普勒和脉冲多普勒表现均显示有轻度到中度反流。

5)临床意义:可帮助临床找出下肢站立后肿胀的原因,是鉴别原发性抑或继发性深静脉瓣膜功能不全的诊断手段之一。

(4)交通静脉功能不全　常见于下肢静脉性溃疡患者。在下肢静脉曲张,特别是静脉性溃疡中占重要地位。其瓣膜功能不全,与大、小隐静脉曲张的发生和静脉淤积性溃疡的形成密切相关。由于交通静脉很多,仅小腿的交通静脉就多达100多条,超声检查难以完成。但是,临床上较为重要的小腿静脉交通支不过3~4条,因此,超声检查也仅检查这些比较重要的几条。小腿的交通静脉可分为位于内踝的 Cockeett Ⅰ交通支(距足底 13 cm±1.0 cm)、小腿内侧中份的 Cockeett Ⅲ交通支(距足底 24 cm±1.0 cm)以及两者之间

2

的 Cockeett Ⅱ交通支(距足底 18 cm±1.0 cm)。其中以内踝处交通静脉最为重要。

1)二维超声表现:从内踝部开始,沿胫后静脉走向向上扫查。可见浅静脉和胫后静脉之间有一扩张的静脉,走行弯曲,连接浅、深静脉,即为交通静脉。扩张的交通静脉内径在 2 mm 以上,甚至可达 4~6 mm。

2)彩色多普勒表现:交通静脉彩色血流充盈,边缘整齐。用力摆动脚趾时,内径>3 mm 以上的交通静脉多有反流,即彩色血流逆转。

3)脉冲多普勒表现:由于交通静脉在胫后静脉和大隐静脉之间走行,走行弯曲,管径细小,角度变化大而多,故较难像深、浅静脉那样测定脉冲频谱,但少数仍可测到低速的反流频谱。

4)诊断标准:根据 Nelzen 和 Rutherford 的标准,直径≥2 mm 的交通静脉可诊断为"交通静脉扩张",如同时出现加压释放实验时反向血流持续时间≥0.5 s,则可诊断为"交通静脉功能不全"。术前对扩张和功能不全的交通静脉用甲紫做体表标记。

5)诊断要点:患者常有活动性或已愈合的静脉性溃疡。超声检查小腿部 3 组交通静脉扩张(内径 2 mm 以上),部分有反流;患者多同时合并浅静脉扩张,原发性深静脉瓣膜功能不全。

6)临床意义:对下肢慢性静脉功能不全,特别是下肢静脉性溃疡的手术提供资料,并可帮助临床医师对扩张、反流的交通静脉定位,以便手术结扎。

(5)**静脉畸形骨肥大综合征**　静脉先天性疾病,可为类似下肢浅静脉曲张的表现。

1)二维超声表现:主要表现为股浅静脉上、中段壁厚、内径细小甚至缺如,股浅静脉下段内径又趋于正常。部分病例可见双条细小的股浅静脉伴行,于下段又合成内径趋于正常的一条股浅静脉。少部分病例的腘静脉亦可见双条。

2)彩色多普勒表现:股浅静脉上、中段管壁增厚,血流细小,下段内径正常的股浅静脉血流束大于上中段的血流束。同时于股浅静脉旁可见侧支循环。部分有双条细小、相伴而行的股浅静脉。

3）脉冲多普勒表现:连续性血流频谱,随呼吸运动变化不大。

4）诊断要点:下肢增粗、增长,下肢浅静脉曲张,伴毛细血管痣或海绵状血管。超声检查示股浅静脉上中段管壁增厚,管腔小,血流束细小,双条或单条,甚至缺如。下段股浅静脉内径趋于正常。

5）临床意义:可帮助临床鉴别,并可筛选需静脉造影的病例。

2.4.3　容积描记

有光电容积描记(photoplethysmography,PPG)和空气容积描记(air plethysmography,APG)是两种无创性的检查。容积描记可以直接评估局部皮肤血液循环情况,可用以量化多普勒彩超扫描发现的病理情况,临床上用于了解下肢静脉回流状况,如通过检测节段性静脉容量和最大静脉回流量,可以较好地反映腓肠肌泵功能、小腿的交通支静脉是否有逆流。另外,容积描记可以较准确地判断较大静脉的阻塞性病变,不仅可提示静脉阻塞的存在和阻塞的严重程度,还可测量浅表侧支循环建立的程度,便于评价静脉再通、侧支循环和深静脉反流的发生率。可为判断深静脉瓣膜功能提供量化数据。

2.4.4　静脉造影术

静脉造影是下肢深静脉通畅情况和瓣膜功能检查中的"金标准"。包括顺行和逆行静脉造影两种,静脉造影的适用范围包括:①了解静脉血栓或栓塞、静脉炎、肿瘤侵蚀或外伤引起的静脉阻塞部位、范围和程度;②明确静脉曲张、深静脉瓣膜功能及交通支功能和解剖定位;③观察血栓取除、静脉曲张或其他病变的手术效果;④了解慢性下肢静脉性溃疡(chronic venous leg ulcer,CVLU)、肿胀、胀痛及色素沉着的原因;⑤估计先天性静脉血管病变的部位和范围。静脉造影为有创性,可重复性差(患者有一定选择性)。并且不同的影像学医师在检查技巧的掌握熟练程度上存在差异,以致结果往往不一致,不理想。随着超声检查技术的飞速发展,目前静脉造影检查的作用正在逐步减弱。但是对于深静脉瓣膜功能不全和先天性下肢静脉发育畸形,静脉造影仍然有着不可替代的优势,能够直观地反映出下肢静脉的形态和病变部位。在静脉性溃疡的诊断中除了判断深浅静脉的反流和瓣膜功能情况,静脉造影还可以检测交通静脉,隐-股静脉和浅静脉的情况。有隐-股静脉瓣膜功能不全时,造影剂由深静脉反流入曲张的大隐静脉内。原发性深静脉瓣膜功能不全者,深静脉呈直管扩张,瓣膜影消失或模糊不清。做 Valsalva 试验时,造影剂可逆流,反流严重者,造影剂可逆流至小腿下段。顺行性和逆行性静脉造影对于决定是否可以通过深静脉重建术来纠正阻塞或深静脉反流十分重要。

（秦原森　何榕洲　胡作军　王深明　祁少海　赵菁玲）

3 静脉性溃疡的加压治疗

加压治疗是一种科学合理、广泛应用的治疗方法,用于多种疾病,如静脉疾病、血栓形成、淋巴水肿等。在下肢静脉性溃疡(VLU)的治疗中加压治疗是最为重要的一环,循证医学证据显示加压治疗能够有效促进溃疡愈合,防止溃疡复发,是静脉性溃疡治疗的基石。VLU 并不是一个完全独立的疾病,它是慢性静脉功能不全(CVI)最严重、最难治的并发症;CVI 是慢性腿部溃疡患者中最重要的病理生理因素,约占所有病例的 70%。慢性静脉功能不全主要表现为与慢性静脉高压相关的体征和症状,该类患者外周静脉回流持续性受损。CVI 最重要的原因是血栓形成后综合征(post-thrombotic syndrome,PTS)、静脉瓣膜功能不全、静脉曲张或血管畸形,其他诱发因素包括年龄较大、怀孕、肥胖和(职业)活动以及站立姿势等。目前临床上有多种加压材料和加压装置可供使用,允许细化到患者个体的治疗可能,选择适合于个人的加压装置,包括弹力绷带、非弹力绷带、医用弹力袜、多元加压系统、自适应绷带系统、间歇性充气加压系统等。

3.1　静脉性溃疡加压治疗概述

加压治疗是静脉性溃疡非手术治疗的重要措施,目前加压治疗可以通过各种技术和设备来实现,包括弹力袜、糊靴、弹力绷带以及间歇式充气加压等。其原理主要是针对溃疡发病的关键环节,通过对下肢施加压力达到减少静脉反流、促进回流、增加腓肠肌泵功能以及减轻淤血水肿。加压疗法影响透壁压力梯度是减轻外周性水肿的唯一有效的治疗方法,可降低偏高的非卧床静脉压,并改变组

3

织的透壁压力梯度以利于重吸收,同时通过减轻水肿,减少淋巴液,减轻组织的炎症反应。近年来加压治疗已从其他治疗方式中独立出来,加压治疗可以作为下肢静脉性溃疡患者的单一治疗方法,一般来说加压治疗后溃疡会在 3 个月内愈合。但是无论采用什么方法手术或是保守方法治疗静脉性溃疡都存在无法完全愈合、延迟愈合和溃疡复发的问题,尤其对于那些深静脉反流、动脉血供不足、慢性溃疡、巨大溃疡、复发溃疡及肥胖或老年患者,溃疡的治疗效果更是不佳。

CVI 患者站立时下肢静脉压明显升高。所谓下肢静脉压是下肢静脉与右心房的压力差,在仰卧位时为 1. 33 ~ 2. 67 kPa(10 ~ 20 mmHg)。仰卧位时 1. 33 ~ 2. 67 kPa(10 ~ 20 mmHg)的外部压力就能使下肢静脉管径变小,当压力达到 1. 33 ~ 3. 34 kPa(10 ~ 25 mmHg)时下肢静脉就会关闭。如弹力袜等加压装置可以产生 2. 00 ~ 2. 67 kPa(15 ~ 20 mmHg)的压力,并增加仰卧位患者的静脉血流速度。因此,压力治疗可以促进卧床休息患者的下肢血液回流。直立位时,下肢静脉压根据患者的高度不同而不同,一般为 8. 00 kPa(60 mmHg)左右。在站立位时,4. 67 ~ 5. 33 kPa(35 ~ 40 mmHg)的压力可以使下肢静脉缩窄,而高于 8. 00 kPa (60 mmHg)的压力才能使下肢静脉关闭。因此在站立时,只有外部压力超过 4. 67 kPa(35 mmHg)时才能影响下肢血流动力学。研究报道,在不影响组织微循环的前提下,机体可以承受最高达 8. 00 kPa(60 mmHg)的持续压力,而可承受的间歇性压力可高于这一数值。了解静息和工作压力之间的区别对于使用加压治疗是必要的。静息压力是休息时肢体受压的结果,它对应于肌肉放松时由绷带施加的压力。工作压力是身体运动时通过肌肉收缩和压缩相互作用产生的压力,它源于绷带施加的抵抗肌肉运动的抵抗力。在这个过程中绷带顺应越少,工作压力越高。两种压力都取决于所使用的材料、施加的层数以及施加的压力。鉴于工作压力是由主动肌收缩产生的,它总是高于静息压。加压治疗时压力的变化和程度可以用简易的仪器测量。加压治疗使皮下组织压力增加,防止液体从毛细血管向组织间渗漏。随着水肿的减轻,皮肤和皮下的代谢会因氧气及其他营养成分弥散增强而得到改善。溃疡患者发病的过程中伴随着细胞因子等生物化学介质的异常,但是加压治疗对这些分子机制的具体影响还不十分清楚。研究发现血管内皮生长因子(vascular endothelial growth factor,VEGF)和肿瘤坏死因子 α(tumor necrosis factor-α,TNF-α)可能参与溃疡患者组织损坏的过程。经过数周加压治疗后,静脉性溃疡患者血浆中这些细胞因子水平相应降低,且与溃疡愈合的病程一致。加压治疗能够有效促进溃疡愈合防止复发,但是加压治疗的疗效也取决于患者对疾病治疗目标的理解以及合理的预期,应该让患者认识到疾病情况和遵照医生治疗计划,增加依从性才能使加压治疗发挥最佳效果。

目前的观点认为充分、专业的加压疗法与腿部锻炼相结合是静脉性腿部溃疡患者成功治疗的基础。许多随机对照研究为其有效性提供了科学依据。此外,应该基于创面愈合的各个阶段单独调整创面治疗计划。基于充分的诊断检查,许多患者也可以从专门针对 VLU 潜在病因、诱因的治疗中受益,例如,浅静脉功能不全,盆腔静脉阻塞的开放手术或介入手术治疗。短期应用加压治疗可以减少外周充血;长期使用可预防组织重塑促进溃疡愈合。此外,加压疗法在预防溃疡复发方面具有有益效果。要施加的压缩强度应该与治疗目标相对应,并因此根据治疗阶段进行调整。我们通常可以将 VLU 患者的加压治疗分为两个阶段,即减轻充血阶段(减容阶段)和维护阶段。在减轻充血阶段,主要目标是减轻水肿、改善微灌注和(或)促进溃疡愈合。因此,必须确保强压缩,这可以通过单独使用短伸展绷带,以及多组分系统或自适应加压绷带等来实现。在这个阶段,绷带必须比维持阶段更频繁地更换。显著的水肿消退和血流量迅速减轻可能导致绷带迅速松动,另外创面渗出物等也会浸润绷带全层,所以这个阶段应根据所使用加压绷带类型和患者具体情况积极调整加压策略。在完成最初的减容阶段之后,维护阶段开始,此时,水肿减少已经开始,并且静脉性下肢溃疡已经转变成渐进式愈合过程。在没有水肿的情况下,组织对加压绷带顺应性下降,

3

因此骨骼结构例如胫骨或踝关节上会承受更大的压力。因此,至少在胫骨的边缘、腓骨头和脚踝区域应该用棉垫等做保护性填充。维护阶段的加压治疗同样应该保证足够强度,以防止水肿再次形成。在成功减轻充血后,进行适当的创面管理策略。总之在静脉性溃疡的加压治疗中,确保有效、持续、最佳的界面压力是最为重要的。

3.2 弹力袜

梯度加压弹力袜是最常用的加压治疗,这种袜子是模拟泳池内产生的梯度流体静力制造的。根据 Laplace 公式 $P = T/R$(P 为径向压力,T 为弹性纤维张力,R 为压缩区域半径)设计的医用弹力袜远端压力最高,近端压力最低,通过循序减压的梯度压力对肢体加压可促进静脉回流,缓解肢体淤血状态,也更符合肢体生理状况。在维持治疗阶段,随着溃疡愈合,医用弹力袜要优于加压绷带。现在世界各地存在不同型号、不同厂家、不同长度和张力的产品,一些公司还提供定制服务。随着制作工艺、质量的不断发展,弹力袜产品各式各样,已经没有统一的压力和耐力等方面的标准。但是针对下肢静脉性溃疡,欧洲血管外科协会(European Society for Vascular Surgery, ESVS)2015 年指南指出为了促进溃疡愈合应该在脚踝水平维持至少 5.33 kPa(40 mmHg)的压力。目前已经有大量循证医学证据报道了弹力袜在促进静脉性溃疡愈合防止溃疡复发方面的有效性。在一组 113 例静脉性溃疡患者的研究中,膝关节以下使用压力为 4.00~5.33 kPa(30~40 mmHg)的弹力袜治疗,其治愈率为93%,溃疡平均愈合时间为 5 个月,平均年龄 59 岁,溃疡复发率为27%。一项纳入了 22 项临床研究的荟萃分析结果表明,接受医用弹力袜治疗的静脉性溃疡组与未接受医用弹力袜治疗的对照组相比较,溃疡愈合率明显提高,高压力级别弹力袜组疗效优于低压力级别。在另外一项纳入了 401 例患者的双盲临床随机对照试验中,对比了压力梯度递减型弹力袜[踝水平 5.2 kPa(39 mmHg)压力,小腿部 2.8 kPa(21 mmHg)]和渐进型弹力袜[踝水平 1.33 kPa

（10 mmHg），小腿部 3.07 kPa（23 mmHg）〕，结果显示，渐进型弹力袜组治疗成功率更高，腿部症状改善更明显，也更便于使用，相关临床不良事件在两组间无统计学意义。这一结果提示通过加压治疗在小腿肌泵部给予更大的压力增强肌泵功能可能比单纯压力梯度加压更为有效。使用弹力袜治疗静脉性溃疡的优点是可以不依赖于患者或医生的能力。只要穿上弹力袜其疗效就取决于它的压力，而且弹力袜比其他加压治疗方法更方便、更舒适。使用弹力袜时，患者还可以穿着普通的鞋子，并且方便脱下，能够对溃疡进行日常检查。穿戴弹力袜前需要进行下肢周径的测量，选择合适号码的弹力袜，理想情况下，测量应在早晨进行。对于小腿静脉性溃疡的患者通常膝下加压就足够了；如果膝关节周围水肿，存在延伸至大腿的深静脉血栓形成，静脉曲张手术后或患有淋巴疾病的患者需要膝上袜。

3.2.1 不同类型弹力袜的选择

弹力袜的压力在 CVI 的治疗中起关键作用，不同压力级别的弹力袜对静脉系统产生的作用不同。①压力 1 级〔2.00～2.67 kPa（15～20 mmHg）〕对浅静脉系统产生较弱的作用；②压力 2 级〔3.07～4.27 kPa（23～32 mmHg）〕对浅静脉系统产生中度作用，对深静脉系统产生较弱作用；③压力 3 级〔4.53～6.13 kPa（34～46 mmHg）〕对浅静脉系统产生较强作用，对深静脉系统产生中度作用；④压力 4 级〔超过 6.53 kPa（49 mmHg）〕则对深静脉系统产生较强作用。

因此：①压力 1 级弹力袜适用于存在并存病或周围动脉病的患者及下肢沉重、毛细血管扩张或网状静脉患者及长时间空中旅行者；②压力 2 级弹力袜适用于静脉曲张、深静脉功能不全、妊娠期间的静脉曲张及水肿、静脉曲张术后、硬化剂治疗后及下肢深静脉血栓形成患者；③压力 3 级弹力袜适用于静脉曲张、血栓后综合征、创伤后水肿、血管发育不良、深静脉功能不全及可逆性淋巴水肿；④压力 4 级弹力袜则适用于固定性水肿及不可逆性淋巴水肿。压力梯

3

度的弹力袜比非压力梯度的加压弹力袜疗效更佳,它的压力范围广,多为 2 ~ 8 kPa(15 ~ 60 mmHg)。因为膝下的直立静脉压最大,因此弹力袜的膝下部分起关键作用,其他只影响舒适度和合适度。因此,应根据患者下肢症状选择相应压力级别的弹力袜。85% ~ 90% 的患者可从预制的弹力袜中选择到适合于自己病情的类型,而当预制弹力袜不适用时需要定制。弹力袜有扁平针织和圆形针织两种编织方法,圆形针织适用于几乎所有 CVI 患者,扁平针织适用于特殊病例和需要高压力级别的患者。另外,弹力袜有不同的长度类型,包括及膝长型、大腿长型及连裤型。治疗初期往往需用大腿长型,其他时使用及膝长型即可,需用连裤型的情况罕见。另外,有不同种类的编织材料可供选择,如橡胶或人工合成纤维。

3.2.2　弹力袜的使用禁忌

值得注意的是,弹力袜的使用也存在一些禁忌,特别是对于存在外周动脉疾病(peripheral arterial diseases,PAD)的患者,当踝肱指数低于 0.8 时使用加压治疗应当谨慎。弹力袜对下肢施加额外的径向压力,会影响动脉血供,严重的周围动脉病者,包括有间歇性跛行等动脉缺血表现的患者不适合应用弹力袜加压疗法。ESVS 和美国血管外科协会指南均建议:使用弹力袜加压治疗前应测量患者踝肱指数,了解下肢动脉情况;而对于存在外周动脉疾病的患者若踝肱指数≤0.5 或绝对踝部压力<8 kPa(60 mmHg)不建议使用加压绑带或弹力袜治疗。另外,失代偿性充血心功能衰竭、急性皮炎、渗出性皮肤病、皮肤渗出性脓毒症、深静脉主干完全闭塞、解剖外途径的远端旁路术后、恶性水肿、长期卧床者、进展期周围神经病变者也不适合使用弹力袜。

3.2.3　术后使用弹力袜

除了加压治疗外,手术治疗仍然是解除静脉反流和静脉高压的核心措施。但术后出现的疼痛、皮下血肿、下肢肿胀甚至深静脉血栓形成等并发症是影响手术效果的重要因素。在 104 例患者参加的随机对照临床试验中,行大隐静脉抽剥术后,通过对下肢水肿、疼痛、术后并发症等的评估发现,术后 4 周穿着弹力袜组的下肢肿胀较对照组明显减轻,并发症的类型、发生率及疼痛评分无明显差异。另外有临床调查结果表明,弹力袜加压治疗可控制静脉曲张术后淤伤,减轻术后疼痛及术后皮下血肿,减轻术后下肢肿胀,但术后行加压治疗的最佳持续时间尚不清楚。静脉腔内激光或射频消融术是治疗静脉曲张的新疗法,腔内干预后行弹力袜加压治疗可减轻术后疼痛。静脉腔内硬化剂注射疗法对毛细血管扩张及网状静脉等早期 CVI 具有较好的疗效。在 96 例受试者参加的随机对照试验中,受试者穿着弹力袜[$3.07 \sim 4.27$ kPa($23 \sim 32$ mmHg)]3 周,对照组不给予弹力袜,结果表明两组患者对治疗结果的满意度相似,但客观评价指标显示穿着弹力袜可促进血管消失。另一项 29 例患者参加的硬化剂治疗后的前瞻性对照试验结果表明,双下肢穿着弹力袜[$4.00 \sim 5.33$ kPa($30 \sim 40$ mmHg)]1 周后,一条下肢不给予加压治疗,另一条继续穿着弹力袜[$2.67 \sim 1.00$ kPa($20 \sim 30$ mmHg)]3 周,延长弹力袜治疗 3 周者的硬化剂治疗后的色素沉着和淤伤得到显著改善。循证证据表明静脉曲张干预后给予弹力袜加压治疗在 CVI 术后是必要的。ESVS 指南、美国血管外科协会指南也推荐浅静脉手术、腔内干预、硬化剂治疗后无论是已愈合溃疡或活动性溃疡患者应该给予加压治疗。但是指南并未对加压治疗的持续时间做出推荐。目前普遍接受的观点是,排除穿戴禁忌的患者,静脉术后除了晚上睡觉时,应日常穿戴弹力袜,尤其是久坐、外出活动时。

3.2.4　弹力袜治疗的依从性

　　如前文所述,弹力袜加压治疗的优点就是不依赖于患者或医生的能力,只要穿上弹力袜其疗效就取决于它的压力。然而其治疗的难点也正在于如何让患者穿上弹力袜并持续穿戴。许多患者因为过紧、过热等各种原因穿着一段时间后便不在穿着,即便是存在静脉性溃疡患者的不依从比例也高达 50%。良好的依从性是弹力袜

3

治疗成功的关键,依从性好的患者治愈率可高达 97%,而依从性差者治愈率只有 55%,持续使用弹力袜治疗的患者 5 年内复发率为 29%,而没有持续使用弹力袜的患者 3 年内 100% 复发。整体而言,一般患者的依从性还是较好的,而老年患者的依从性较差,治疗效果不好。

良好的依从性来自对患者的健康教育,每次门诊时都应对患者依从性进行加强。部分患者依从性差是源于开始使用弹力袜时溃疡区域或溃疡愈合部位的敏感,无法耐受压力治疗的不适。这时使用低强度的弹力袜可以减轻治疗初始的不适感。随着患者对弹力袜的适应可逐步提高压力,需要注意的是频繁更换弹力袜也会增加患者的费用。另外,许多老年、肥胖、关节炎的患者使用弹力袜确实有较大难度,研究报道,有 26% 的患者可以穿戴弹力袜,但是在穿着时确实有较大困难。目前有许多方法可以帮助患者更加容易使用弹力袜。比如露趾的弹力袜内层有丝织袜套穿着时更加顺滑,穿好后可以将袜套从开口处脱掉。当然也还有一些装置可以辅助穿着,但重要的是让患者充分了解治疗的必要性,增加患者依从性。

3.3　糊靴

糊靴英文简称乌纳(unna),由德国皮肤科医生 Paul Gerson 于 1896 年发明。糊靴是典型的非弹力绷带,其制作和使用过程比较烦琐,需要经过一定训练。通常来说糊靴敷料有 3 ~ 4 层,第一层为炉甘石、氧化锌、甘油、山梨醇、明胶和硅酸铝镁浸渍的纱布绷带。缠绕过程中,需要从脚到膝盖逐级进行加压,然后中间层再包裹连续的纱布敷料,最外层再包绕逐级加压的纱布卷套。绷带变硬后可以产生压力预防和消除水肿,提高行走活动中的静脉泵功能。在行走和局部治疗时糊靴可提供持续性压力,但是其应用有一定局限性,现国内应用较少。首先糊靴制作过程复杂,体积庞大,使用时不适感明显,另外,应用糊靴时无法检测溃疡变化;其次糊靴制作的个体差异大,压力无法在使用中量化。与糊靴类似的非弹性加压装置还有腿部矫形器,该装置由多个柔韧、可调节压力的尼龙带组成,增加了应用的便利性,绷带可随肢体水肿消退裁剪,该设备可有效促进水肿消退,适用于那些不愿意或不方便穿着弹力袜的患者。

3.4　加压绷带

　　加压绷带分为弹性和非弹性两种。弹性加压绷带中包含弹力纤维,具有很高的延展性和弹性,当绷带被拉伸时能提供压力。非弹力加压绷带与之相反,具有类似于固定支持的作用,例如在行走时非弹性加压绷带能够为小腿肌肉收缩提供支持。加压绷带通常有多层,可以长时间地维持压力并且压力分布均匀,多层敷料也能更好地吸收创面的渗液。加压绷带提供的压力取决于肢体的粗细、绷带的材料、层数、弹性和硬度等。另外,医疗保健人员的技术也会影响加压绷带的力度。

　　诸如锌膏绷带之类的无弹性绷带以非常高的工作压为特点,即使在开始使用的短时间内就能提供足够高的工作压力,但是该类绷带静止压力非常低,弹性也较低,低于 10%。在 CVI 患者中,非弹力绷带的使用仅限于早期的减充血阶段。锌膏绷带由刚性纱布或弹性织物组成,浸泡在锌凝胶或锌膏中,绷带通过硬化发挥其压缩压力。干燥的绷带是刚性的,几乎不会脱落。当应用刚性锌膏绷带时,必须考虑许多具体方面。在包裹绷带过程中,每次转动后可能会切断绷带,使用前需要一定的训练,将绷带塑性成四肢轮廓至关重要。锌膏绷带硬化后可能会被短伸绷带包裹,短伸绷带通常会留在原处几天。藻酸盐"半刚性"压迫绷带是刚性绷带的变体。浸泡在海藻酸钙糊中的这种绷带的一个优点是可以用温水轻易去除皮肤上的残留物,并且它们可以重复使用。非弹性绷带主要有两个缺点。首先非弹性绷带压力丢失大于弹性绷带,且一开始使用就会有压力丢失。由于四肢体积迅速减少,静息压力将会在 1 h 后下降大约 25%。其次是非弹性加压绷带使用困难,需要技能的学习和训练。由于压力变化幅度大,需要较大的起始压力,另外,包扎技术欠

3

缺也会很大程度影响其疗效。相较于非弹性绷带,弹性绷带材料延伸性好压力变化幅度较小,可发挥较高的静息压力,行走时压力变化不大。而且未经训练的人员也可自己使用,主要缺点就是静息压较高可能会对皮肤有害,特别是动脉粥样硬化的患者,另外,弹性收缩也会带来一定的不适感。应用弹性绷带时需要注意几个问题:①弹性绷带更便于使用;②非弹性绷带应用于静息压较高的患者时应鼓励患者立即行走至少 30 min;③适当使用棉垫等毛料减少张力;④可以采用螺旋方式或"八"字法进行包扎;⑤高于膝盖的绷带应该盖住腓骨头;⑥对于大部分 CVI 患者膝盖以下的绷带就足够了;⑦行走训练是优化加压治疗必不可少的;⑧怀疑有动脉缺血时应该立即拆除绷带;⑨应告知患者溃疡渗液浸透绷带时应到医院更换绷带,平均 7 d 更换 1 次。

3.5　间歇式充气加压

间歇性充气加压装置(intermittent pneumatic compression,IPC)是一种通过可充气和放气的密闭气囊,包绕在腿部,调节下肢外部压力促进静脉回流和小腿肌泵功能的装置;也可以用于术中阻止血栓延伸。市场上有各种 IPC 装置,包括单腔或多腔袖口和控制单元,最多可通过管道系统将多达 12 个腔室充满空气,产生 1.60 ~ 26.67 kPa(12 ~ 200 mmHg)精确可调的压力,实现从远端到近端的逐渐压缩与减压/缓解间隔交替的加压治疗。因此,IPC 的效果与重复加压绷带所实现的效果类似。在卧床不起或不能移动的患者,这种治疗允许模拟肌肉泵的功能,支持静脉和淋巴管的功能,并改善静脉引流。使用 IPC 时为了确保静脉回流到心脏,应保证髋关节没有屈曲,因此患者应该躺下或者稍微弯曲膝盖。IPC 的一个优点是可以实现精确的压力设置。治疗通常需要 30 ~ 60 min,并且可以每天重复数次。具有小重叠气室的多腔引导系统对腿部水肿具有更均匀的效果。另外,IPC 设备也可以在家中使用。但是间歇式气动压缩既不能取代手动淋巴引流,也不能取代绷带、弹力袜等传统加压疗法。IPC 作为治疗静脉性溃疡的辅助装置,可应用于无法行动、有严重水肿或病态肥胖的患者,相对禁忌是有未控制的充血性心力衰竭的患者;关于其疗效是否优于加压绷带或弹力袜,还存在争议。Cochrane 数据库的循证证据显示,与不采用加压治疗相比,IPC 可以促进溃疡愈合。一些有限的证据表明 IPC 联合压迫绷带治疗可以改善静脉性溃疡愈合。在一例临床试验中快速 IPC 疗效优于慢速 IPC。目前需要进一步的试验来确定当前证据的可靠性。另外,由于 IPC 治疗需要卧床,所以并没有被广泛接受。

3.6　短伸绷带和长绷带

短伸绷带(short-stretch bandages)是一种弹性较小的绷带(可延展 100%),其特点是工作压较高而静息压较低。应用绷带时应保证 5.33 ~ 8.00 kPa(40 ~ 60 mmHg)的静息压力,然而压力下降很快,所以早上醒来时可能需要重新绑缚绷带。短伸绷带通常是棉质的,常用尺寸为宽 6 cm、8 cm、10 cm、12 cm,长 5 cm、6 cm、7 cm、10 cm。使用短伸绷带是为了实现较高的界面压力。考虑到治疗之初的减充血阶段的压力下降频繁,应该在短时间间隔(最好是每天)内进行检查加压情况,如果有必要的话还需进行更换。长绷带(long-stretch bandages)是由棉质和一些弹性材料一起制成,弹性较高(延展性>100%),其特点是静息压较高,工作压较低。肢体活动时绷带扩张,使得肌肉收缩时绷带很难提供支持可能无法产生促进静脉回流的作用。由于长绷带适应运动的能力以及肢体形状的变化,相应的压降比非弹性绷带要低。另外,长绷带发生压力损伤的风险较高,不推荐个人长时间使用长绷带来进行加压治疗。长绷带静息压力较高,特别是在长时间使用绷带时,不活动的患者会有严重压缩危险,所以一般不推荐在夜间睡眠时使用。

3.7　多元加压系统

随着制造工艺和技术的进步,各种制造商为小腿提供现成的绷

3

带系统,称为多元加压系统。这种系统包括 2~4 个部件,通常包含衬垫、加压和固定绷带。多元系统的一个优点是这些绷带系统不需要复杂的制作和包裹技术,通常也不用太担心紧密性。因此,患者的耐受性和满意度相对高。有些系统甚至在绷带上有视觉指示器(一些圆形标记,拉伸时会随着绷带被拉长),这些指示器有助于实现最佳治疗压力,因为这些标记的形状能够客观反映是否充分拉伸。与没有这种指示器的绷带相比,其能更好地保证获得的界面压力在所需的治疗范围内。多元加压系统通常可重复使用,也有一次性可商业购买的产品。

3.8　加压治疗的临床应用

3.8.1　加压分级

加压分级专用于医用弹力袜,不用于绷带系统。该压力分级标准的定义为在适当的腿部周长测量基础上,在踝关节周围施加的界面压力:①加压等级 Ⅰ 级,2.40~2.80 kPa(18~21 mmHg);②加压等级 Ⅱ 级,3.07~4.27 kPa(23~32 mmHg);③加压等级 Ⅲ 级,4.80~6.13 kPa(36~46 mmHg);④加压等级 Ⅳ 级,>6.53 kPa(49 mmHg)。

医用弹力袜的加压等级、材料/织物及弹性方面与绷带系统有所不同。主要根据患者的诊断来确定选用何种弹力袜(长度、加压等级)。此外,要尝试先确定患者对弹力袜治疗的接受程度,有助于增加其依从性。在使用弹力袜时,必须明确指出相关参数,各个国家的规格可能有所不同。

对于弹力绷带通常会推荐以下分级,该推荐压力数值是躺下时测量小腿 B1 区域(跟腱/小腿肌肉末端)所得:①轻度(mild),<2.67 kPa(20 mmHg);②中度(medium),≥2.67~5.33 kPa(20~40 mmHg);③强(strong),≥5.33~8.00 kPa(40~60 mmHg);④很强(very strong),>8.00 kPa(60 mmHg)。

3.8.2 加压治疗的禁忌证

加压治疗对静脉性溃疡患者的重要性不言而喻,但是任何治疗都有其相对性。根据以往的临床经验,对静脉性溃疡患者使用加压治疗前必须考虑许多禁忌证。

(1)绝对禁忌证 ①严重的外周动脉疾病;②失代偿性心力衰竭;③脓毒性静脉炎;④疼痛性股蓝肿。

(2)相对禁忌证 ①轻度至中度 PAD;②进行性周围性多神经病变;③慢性代偿性心力衰竭;④对所用材料不耐受或过敏;⑤治疗相关性疼痛;⑥感染性疾病,如丹毒、蜂窝织炎的初始阶段。

3.8.2.1 动脉循环受损

开始加压治疗之前,应触诊患者下肢动脉搏动。下肢动脉搏动检查简单易行,但它并不是确定性的检查。因此,还需要进一步的检查,包括踝肱指数(ABI)的测量、彩超评估外周动脉情况等。根据定义,低于 6.67 kPa(50 mmHg)的踝部收缩压力或低于 0.50 的 ABI 值提示存在严重局部缺血,患者有较为严重的外周动脉疾病,对这些患者进行持续的加压治疗是严格禁忌的;而在绝对压力值高于 6.67 kPa(50 mmHg)或 ABI 在 0.50～0.80 时,加压治疗通常是可行的。在这种情况下,应使用初始压力<5.33 kPa(40 mmHg)的短伸展绷带,并密切监测患者。对于存在外周动脉疾病的患者另一种替代方案是采用多元加压系统,旨在确保 2.67 kPa(20 mmHg)左右的较低压力值。自适应加压绷带或 IPC 也可以使用。对于外周动脉疾病患者施加的压力大小必须根据患者的具体情况进行调整,所施加的压力必须低于测量的脚踝压力。只要遵守这些预防措施,许多患有混合性腿部溃疡患者也可以接受加压治疗。

3.8.2.2 多发性周围神经病

对于存在多发性周围神经的患者,进行加压治疗时也应警惕。多发性周围神经病常见于糖尿病患者,这类患者常存在一定的下肢动脉血管硬化闭塞,且由于神经功能不全感官会受到一定影响,因

3

此治疗前也应评估患者动脉情况。多发性神经病会导致患者感觉减退能力,对绷带太紧或袜子过紧感觉不足。因此,由于缺乏对于疼痛和压力的患者反馈,组织损伤的风险增加。在这些患者中,可能需要增加检查频率,缩短去除加压绷带或弹力袜子检查的间隔,以避免腿部的血供不良的发生。在该类患者使用低压 IPC 也可能有帮助。

3.8.2.3 心力衰竭

心力衰竭是文献报道的另一下肢静脉性溃疡加压治疗的禁忌证。但是这里应该明确,只有失代偿性心力衰竭才是加压治疗的禁忌证。在心力衰竭的患者心脏的病情可能由于血管内液体过多而恶化。通常来说影响老年人的慢性代偿性心力衰竭并不是严格的禁忌证,但使用加压治疗时仍需要密切监测患者循环系统情况。如果这些患者需要加压治疗,需要考虑到可能进入心血管系统的额外液体量。所以使用加压治疗时不宜过快过强,应逐步加强加压力度,并小心应用加压绷带。医生有责任为患者提供根据个人情况进行充分调整的加压治疗。初始压力应低于 2.67 kPa(20 mmHg)(轻度加压),最初治疗时绷带应只用于一侧下肢。通常来说心力衰竭患者可从适当的加压治疗中受益,因为加压治疗可以防止晨间出现的腿部水肿,并在一定程度上减少夜尿。

3.8.2.4 过敏

关于加压治疗材料过敏对的患病情况的研究报道很少。对聚酰胺、弹性纤维(氨纶)、棉花或黏胶纤维发生荨麻疹(荨麻疹,I 型或直接型过敏)或过敏性接触性皮炎(IV 型或迟发型变态反应)等过敏症状是罕见的。相较来说对橡胶或乳胶成分的过敏更为常见,大多是由于涂有乳胶的黏性绷带造成的。关于医用弹力袜,许多过敏反应是由黏合剂边缘或染料的成分引起的。特别是暗色的染料据报道具有更大的致敏潜力,这就是为什么在患有静脉性腿溃疡的患者中应避免使用有色绷带或有色弹力袜的原因。部分具有硅酮过敏史的患者可以采用无硅胶的加压绷带系统。

3.8.2.5 传染性疾病

在感染性疾病如丹毒、蜂窝织炎的急性期,不应在卧床休息时,向受影响的腿部施以加压治疗。虽然目前没有明确的科学证据表明,加压治疗与腿部感染性疾病急性期的关系。但是业内的共识是,只有在急性期后,患者没有发热且能够起身时,才能使用加压治疗。急性期使用加压治疗可能会加重炎症。

3.8.3 加压治疗的不良反应

任何使用加压治疗的人都必须认识到与之相关的潜在不良反应,要做到能够识别和处理。以加压绷带为例,在每次更换绷带期间,必须仔细检查腿部是否有可能因局部收缩而出现的压力痕迹,皮肤损伤和非典型肿胀。在减轻充血阶段,应通过定期测量踝和腓肠周围的周长来记录水肿减少情况;同样的检查流程也适用于医用弹力袜等其他常用加压治疗。需要注意的是,疼痛总是一个警报信号。导致疼痛的加压必须立即去除。正常情况下在急性血栓形成或小腿下肢溃疡的患者,加压治疗之初可能会经历新施加的加压绷带太紧的不适情况,但一定不会疼痛。如果疼痛在几分钟内没有消退,或者在采取了调整措施后没有好转,那么应该去除绷带。在采用间歇性充气加压装置时,最初应使用低压值,随后可逐渐增加,还应在每次治疗期间记录所选择的压力值。压痕和红斑是较为常见的加压治疗并发症,主要发生在胫骨前缘以及踝关节、跟腱和足背部。与加压治疗并发症有关的危险因素包括感觉、疼痛感受受损。压痕的出现常提示过度(局部)加压、袜子过紧以及垫料填充不足。另外,加压治疗可能导致腓骨头水平的腓总神经损伤,其临床特征表现为足下垂(患者无法背屈足部)。因此,在应用加压治疗时,在这个解剖区域填充足够的填充物是非常重要的。

3.8.4 短伸绷带的临床应用

加压绷带的包裹技术有很多,但是使用何种技术、何种材料对绷带的质量影响较小,主要受制于操作者的训练和熟练度。正常形状小腿加压绷带的基本配置包括用于保护皮肤的管绷带,衬垫材料和至少两个宽度与小腿周长相对应的短伸绷带(8 cm、10 cm 常用)。是否需要第三个绷带取决于小腿的周径和长度。每个额外的绷带层都会增加绷带的刚度。包裹的最后,将绷带剩余部分过伸、压迫绷带并固定,从而形成附加层以防止污染和打滑。使用过程中可以由施用者自行决定包裹方向。另外,是否需要额外使用长绷带取决于患肢的水肿程度,虽然这在减容阶段可能有用,但在维护阶段通常是不利的。在有突起的部位使用合适的垫料,如棉花或泡沫垫可以使压力更均匀地分布,保护解剖结构的同时,进一步提高了压缩的有效性。无论使用何种材料和包裹技术,当在小腿上使用加压绷带时应考虑以下原则:①包扎加压绷带应始终尽可能从远端地开始。②除脚趾外,整个小腿必须包扎,在伴有淋巴水肿的情况下,脚趾也必须包扎。③在包扎过程中,应将脚放在与小腿成直角的位置,并在旋前和旋后之间的中间位置。积极的患者合作有利于实现上下踝关节的这种中立位置。如果患者在背屈时不能抬高足部的侧边缘,治疗师必须通过按压第 5 跖骨头部被动抬起足部侧边来保证体位。④单个绷带的宽度不应大于要包裹的身体部分的直径。⑤通常至少需要两条绷带也可能更多,主要取决于腿围和长度。⑥在使用过程中,绷带要紧贴腿部缠绕,确保恒定的张力。如果只是间歇性张力,绷带的两个边缘不均匀地伸展会增加压力水疱、神经损伤或压力坏死的相关风险。⑦包扎过程中如果保持绷带有一致的张力,则随着腿围的增加压力会自动减小。应该避免在特定区域包扎绷带过紧,因为这会增加这些区域的压力,可能导致紧窄。⑧应始终提供使用棉垫、泡沫垫等垫料。如果由于个人原因,患者拒绝或不能耐受这种垫料,建议至少应将脚踝、胫骨前缘、伸肌腱以及腓骨头垫上。

3.8.5 穿脱装置

穿脱装置可以帮助活动不便的患者穿脱弹力袜,同时这类装置还能帮助保护织物,甚至是防止创面敷料滑脱。虽然国内应用较少,但针对特定人群该类装置还是有一定实用价值。使用前应告知患者有哪些可供选择的装置,评估患者身体情况,帮助患者选择最适合的设备。穿脱设备主要由支架和滑块组成,一般适用于露趾袜和闭趾袜,装置支撑着袜子使其打开,然后患者迈进撑开的袜子后,通过上拉支架穿好弹力袜;而脱袜时需要将支架固定好。目前较新的装置有 Doff N'Donner 系统。使用穿脱装置时配合橡胶或家用手套可以减少织物损坏的风险。

3.8.6 绷带和弹力袜的保养

对于可供重复使用的加压绷带和医用弹力袜的保养护理,应遵守制造商的说明,以下提供了一些常见的保养说明:①通常来说,弹性加压绷带和医用弹力袜时可以多次使用的。但是它们织物的弹性会由于重复使用,反复洗涤而变差。大多数绷带在失去弹性之前可以被洗涤 10 ~ 15 次。不同制造商的产品也有所不同,也有产品可以洗涤和使用多达 50 次。②使用加压绷带时,只能使用新的或清洗过的绷带。③出于卫生原因,绷带应每天清洗(最高水温95 ℃)。④出于卫生原因,袜子应该经常清洗,用手洗(30 ~ 40 ℃温水)或将袜子装入洗衣网中在洗衣机中使用柔和模式进行清洗。⑤应使用温和的清洁剂或专用的清洁剂清洗。⑥应避免使用织物柔软剂、重垢洗衣剂或洗发香波,因为这些清洗剂中通常含有软化剂,会影响绷带弹性。⑦弹力袜和绷带应在晾衣架上摊平晾干,不应该使用散热器和干燥器。⑧医用弹力袜不应被熨烫,氯化消毒或化学清洁。⑨弹力袜或绷带若损坏,不要自行修补使用,应该与专业经销商联系。

3.8.7 加压治疗与腿部锻炼

加压治疗通过外部加压产生的压力,物理性地使血管变窄,从而增加血流回流并减少静脉反流。如前文所述,除了外部加压装置,腿部肌肉的肌泵作用也是促进血液回流至心脏的重要一环。腿部的肌泵效应主要在患者积极运动时出现。因此,应鼓励患者在穿

3

着加压绷带或弹力袜时走动,多做足部运动;例如做脚步圆周运动或上下运动,通过积极的运动激活小腿肌肉泵,增强踝关节活动能力,可以显著促进加压治疗的效果。有静脉性腿溃疡的患者应该在加压治疗期间进行严格的步行锻炼,以防止踝关节僵硬并激活小腿肌肉泵。为了方便患者记忆锻炼内容,增加依从性,可以将锻炼内容总结为:站着不如走路,坐着不如躺下。鼓励患者多走少站,不要久坐。

另外,对于静脉性溃疡的患者来说,腿部的活动能力是或多或少有下降的;由于疼痛肿胀等症状患者会主观上就减少患肢活动。所以静脉性溃疡的患者常常受到肌肉萎缩的影响,腿部力量逐渐下降,无论是否使用加压治疗,发生压疮的风险都会增加;所以鼓励能活动的患者要进行腿部锻炼配合加压治疗。而卧床或长期坐轮椅的患者,这些风险更是大大提高,并且由于缺少肌肉活动,经常发生水肿,加压治疗本身并不足够有效。对于这类患者定期检测腿部情况是必需的,间歇性充气加压治疗更为适用。

3.8.8　患者依从性

如前文弹力袜部分所述,患者的依从性在静脉性溃疡的加压治疗中占据了很重要的地位。下肢静脉性溃疡往往对患者身体、心理和社会方面造成严重后果,并且生活质量会受到相当程度的损害。并非所有患者都能够遵嘱穿着规定的加压治疗装置。在日常生活中实施加压治疗的困难在医用弹力袜特别明显,对于加压绷带而言更是如此。原因是多方面的。例如,许多患者抱怨缺乏穿着舒适性,疼痛、瘙痒、创面有渗出物、穿鞋困难以及美观和美容问题。此外,患者常常不完全理解加压和创面之间的关系,他们对不良反应有自己的想法,这可能导致患者对治疗策略的担忧。想要患者提高依从性,过硬的医疗技术是一方面,适当的人文关怀和心理建设同样重要,而这正是目前国内医疗环境所缺少或不注重的。很多时候患者不能遵循某些指示,是因为他们不了解,或不认同其所患疾病的概念,而不能执行。所以这就给我们医务工作者带来了新的挑战,要通过一定程度耐心的解释和心理建设去赢得患者的依从性,学会和患者沟通。在遵循医疗客观事实的基础上,沟通过程中能够识别,关心和尊重患者的想法,价值观和需求;能够提供协调持续及时的医疗护理,减轻患者痛苦;注意倾听和交流;提供必要的信息和教育;同患者和家属共享针对患者疾病的临床决策;最终达到促进疾病愈合和维持健康生活的目的。

（秦原森　何榕洲　胡作军　王深明　祁少海　赵菁玲）

4　静脉性溃疡的外科治疗

　　静脉治疗的目的是治疗原发性疾病,改善局部的血液供应和下肢静脉回流,促进创面愈合和预防复发。外科治疗旨在通过外科相关技术,纠正与溃疡发病、持续、迁延不愈的病理性静脉因素,这种纠正涉及浅静脉、深静脉和交通静脉3个系统,也包括适当的创面处理。降低下肢深静脉高压是治疗静脉曲张所致溃疡的关键。通过手术,促进小腿静脉血液回流,降低静脉压和毛细血管内压,改变局部血液循环,增加溃疡区的血液供给及血氧交换,改善其营养状态,配合合理的加压治疗等保守措施,最终达到炎症消退和溃疡愈合。可以说,外科治疗是慢性静脉疾病、静脉性溃疡治疗中最重要的一环,是彻底解除静脉反流、静脉高压的根本手段。

　　临床上有分别针对浅静脉、深静脉、交通静脉3个系统的手术措施。对于一名静脉性溃疡患者来说,常需要接受针对不止一个下肢静脉系统的手术操作,不过这些操作常可以同期完成。浅静脉手术是3个系统中发展最快的,目前临床上有多种针对浅静脉系统的装置和手术技术,但是其基本治疗原理没有改变,只是向着微创、降低围手术期并发症发展。深静脉手术的发展则较为缓慢,首先是因为深静脉疾病发病率相对较低;其次,深静脉手术有一定难度,对术者和医疗中心条件要求较高。目前临床常用的还是深静脉手术的经典术式。交通静脉手术发展较晚,目前对于交通静脉功能不全在静脉性溃疡中的意义仍存在一些争议,因此交通静脉手术并不如浅静脉手术那么普及。

4.1 浅静脉手术治疗

4.1.1 浅静脉高位结扎及剥脱术

浅静脉高位结扎及剥脱术是治疗静脉性溃疡最基本的,也是最经典的外科手术。目前这一经典的浅静脉术式已进行了许多改良和改进,也有许多新的方法在使用,但手术的基本原则并未改变,即利用大隐静脉的轴性抽剥或闭塞阻止浅静脉反流,以及曲张浅静脉的切除或闭塞,以达到消除静脉高压来源和曲张浅静脉的目的。静脉性溃疡的不愈合或复发,有时与手术的不彻底有关,例如仅行曲张浅静脉的分段结扎;大隐静脉的属支结扎不完全;大隐静脉的残端过长,血液经大隐静脉的属支逆流而在隐股静脉交点静脉曲张再发;大隐静脉主干的抽剥不彻底等。Jiang 等分析 264 条患肢的静脉曲张复发时发现,15.1% 是由手术不恰当所造成的。在膝关节以下大隐静脉迂曲严重,通常较难完全抽剥大隐静脉,可以抽剥大隐静脉主干至膝关节附近,对小腿的曲张静脉行经皮浅静脉连续环形缝扎或点状抽剥。

4.1.1.1 大隐静脉高位结扎术

浅静脉高位结扎抽剥术主要是针对大隐静脉,大隐静脉始于内踝前方,经小腿前内侧上行并向后倾斜。在膝下或膝关节处有后弓静脉汇入,约 2/3 的患者在小腿处发现单一的大隐静脉,而其余患者大隐静脉于小腿处呈双支系统。大多数患者大隐静脉在小腿水平位于前侧。延续的大隐静脉主干在膝关节处于表浅平面,此处常有一支前副大隐静脉汇入。大隐静脉继续向上走行于深浅筋膜之间。沿着大腿内侧上行至近腹股沟处穿入包膜,或在膝上上行一段距离后即穿入包膜。如果存在双大隐静脉,两静脉主干均进入筋膜包膜;可有前副大隐静脉或后副大隐静脉进入筋膜汇入大隐静脉,但它们的走行存在于筋膜外平面。行大隐静脉高位结扎时入路多选择腹股沟斜形切口,平行并高于腹股沟褶皱 1 cm。该切口创伤

4

小,不影响美观,而且是确认股隐静脉交界点最确切的位置。也有外科医师选择在腹股沟褶皱处切口,起自股动脉搏动点向内延伸切口,这样的切口相对美观,也能够很好地显露股隐静脉交界点及其分支。术前进行彩超检查定位股隐交界点能提高切口位置的准确性。皮下组织之分离后显露大隐静脉主干,使用钝性分离自大隐静脉向近心端方向游离,分离其浅层筋膜并显露出股隐静脉交界点。游离并结扎大隐静脉各分支。无法明确股隐静脉交界点位置可能会导致股静脉或股动脉损伤。近股隐静脉交界点处大隐静脉有6 条主要分支,但这些分支的数量和解剖位置存在很大变异,因此术中游离范围应包括股隐静脉汇合处股静脉以上及以下 2 cm,并了解有无分支静脉直接汇入股静脉。外侧和内侧副大隐静脉汇入大隐静脉主干的位置可能在股隐静脉交界点以下 2 ~ 20 cm 范围内(图 4.1)。

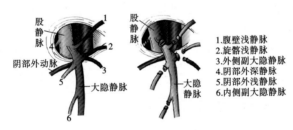

1.腹壁浅静脉
2.旋髂浅静脉
3.外侧副大隐静脉
4.阴部外深静脉
5.阴部外浅静脉
6.内侧副大隐静脉

图 4.1　大隐静脉及分支示意

大隐静脉于股静脉处高位结扎,对其近心段残端应进行双重结扎,第二道结扎采取缝扎法。该过程应小心操作以避免结扎后出现股静脉狭窄。同样应该避免大隐静脉残端过长导致残端内血栓形成及潜在的栓塞风险。大隐静脉残端也可以通过游离大隐静脉至其汇入股静脉的终端,在贴近股静脉处以丝线行双层缝合。如果单纯行高位结扎术,应尽可能切除术野中显露的大隐静脉段。手术切口逐层缝合。术中应适当减少对大隐静脉及其分支的充分暴露,可能会促进血管生成因子的产生,正向调节可导致血管形成,被认为是静脉曲张复发的一个重要原因。

4.1.1.2　大隐静脉抽剥术

并不是所有患者都是结扎和剥脱手术一并进行,在进行抽剥手术前,术者应充分了解大隐静脉系统的反流程度和病变静脉的分布。除非存在明显的膝下隐静脉功能不全和静脉曲张,否则不需要行手术切除隐静脉。另外,对于部分特殊解剖类型如"H"形或"S"形大隐静脉,则不需要针对正常或闭塞的大隐静脉主干行手术治疗,因为这类治疗会切除正常静脉回流重建,可能会导致术后临床症状进一步加重。针对反流的靶静脉进行剥脱可保留正常大隐静脉段,既可以为远期自体静脉移植提供条件,又避免了隐神经损伤,减轻术后疼痛并达到手术治疗目的。如果合并副大隐静脉功能不全在首次手术中应同期处理。具体抽剥过程如下:在腹股沟切口完成大隐静脉近端高位结扎后,经大隐静脉断端将抽剥器运送至远心端,抽剥器有金属丝和一次性塑料抽剥器。在大多数病例,抽剥器可以轻易送到膝水平,在膝水平看到或触及剥脱器前端位置,定位并做横行小切口,分离皮下组织确定大隐主干位置。采用自上而下进行抽剥,避免损伤股静脉和隐神经。剥脱静脉时使用抽剥器经静脉内输送至远端膝水平切口,游离大隐静脉并结扎远心端,在腹股沟切口处需将导管与静脉端结扎固定,在抽剥器头端下方与静脉端以丝线结扎。应用小体积的抽剥头可减少组织损伤,而稍大体积的抽剥头可增加抽剥出整个主干及属支的成功率。在抽剥过程中大隐静脉主干可能会因为受属支牵拉出现断裂而导致无法将其完整剥脱出来,因此静脉取出后,应将其展开并与治疗段对比长度已确定其完整性。如果剥脱过程中静脉断裂,在切口处会有静脉远端部分残留。这种情况下,如果抽剥器头端系有拖尾的长丝保留在腹股沟切口区,可经丝线从相反方向剥除残余静脉干。适时地采用超声引导、麻醉肿胀液、采用止血带、抽剥前及抽剥过程中肢体抬高可以一定程度上使手术顺利并增加手术成功率。

4.1.1.3　经皮浅静脉连续环形缝扎术

临床上常遇到小腿部有极度曲张静脉的病例,范围广泛,呈迂

4

曲状或蔓状改变,不能顺利插入剥脱探条进行静脉抽剥,多切口分段抽剥或长切口大块剥离皮瓣切除曲张静脉,既不能完全清除广泛的静脉曲张,且在小腿上留下许多手术瘢痕。陈国锐等从 1979 年开始,经研究改进并在国内首先采用经皮浅静脉连续环形缝扎术(percutaneous continuous circumsuture,PCCS)来治疗小腿部浅静脉曲张,经近 20 年的临床观察和随访,证实了这种式式在治疗下肢浅静脉曲张方面的良好疗效。患者给予脊髓麻醉或硬脊膜外麻醉,常规进行大隐静脉高位结扎,大腿段曲张大隐静脉行抽剥术至膝关节处,膝以下的曲张静脉采取 PCCS 予以闭塞。少数大腿浅静脉迂曲严重而难以抽剥者,亦可用此法缝扎。小腿部小隐静脉曲张也可采用 PCCS 法缝扎。如足靴区有溃疡,则围绕溃疡边缘缝扎,以闭塞溃疡周围浅静脉。可采用 2-0 不吸收尼龙线(dermalon)作为缝扎用线,具体手术方法如下:术前嘱患者站立位,使下肢曲张静脉充分充盈,用甲紫沿曲张静脉进行描记,应将所有静脉曲张都描记出来,作为体表的标志,并用碘酒固定描记线。在手术常规麻醉、皮肤消毒后,在曲张静脉远端的正常皮肤用尼龙线的一端穿过皮肤,在皮肤表面打结,结下结扎一花生米大小的纱布粒,或可用 4 号丝线做一针皮肤缝线,缝线之间结扎纱布粒。用细长的角针,将尼龙线于曲张静脉的边缘处开始刺入皮肤(沿甲紫描记的浅静脉行程),在静脉(描记线)一侧的浅面处穿过,而于静脉的另一侧边缘穿出,如用丝线作为固定点,应将尼龙线末端与丝线结扎紧。于原穿出的侧孔处,从原针孔进针(注意勿刺断缝线),于静脉(描记线)的深面穿过静脉,再于静脉对缘出针,抽紧缝线。然后又从该出针孔进针,再从静脉浅面穿过到静脉对侧缘出针,如此循环,沿静脉描记线连续环形向远端缝扎,边缝边抽紧缝线至曲张静脉远端止。为避免缝线过长日后难以抽出,缝扎长度应以 10 ~ 12 cm 为宜。此时用一纱布粒作为固定点,在此处打结。然后再按上述方法沿静脉描记线继续缝扎下去。每条静脉描线顶缝扎到末端时,以纱布粒固定缝线打结,也可用丝线先固定纱布粒,再以丝线与尼龙线末端打结。全部缝扎结束后,除纱布粒上可见到缝线外,皮肤表面均见不到缝线(缝线在皮下潜行）。术后用绷带轻压包扎下肢全长，翌日嘱患者起床活动，以防深静脉血栓形成，术后 1~3 d 静脉缝扎处可能会比较疼痛，可给予止痛针或给予术后镇痛治疗（保留硬脊膜外管给药）1~2 d。术后 2~3 周拆线。拆线时将所有纱布粒拆除，将连续缝扎线两端剪断，用血管钳夹住一端，将缝线抽出。3 个月左右针孔瘢痕会逐渐消失，不留瘢痕。

大隐静脉高位结扎加抽剥是浅静脉的基本经典术式，也是治疗静脉性溃疡的基础。近 10 年来，随着微创手术技术的发展，针对浅静脉病变出现了许多新的治疗方法，包括泡沫硬化剂注射法（foam sclerotherapy，FST）、透光静脉刨吸术（transilluminated powered phlebectomy，TIPP）、静脉腔内激光治疗（endovenous laser therapy，EVLT）、射频消融（radiofrequency ablation，RFA）、腔内微波治疗（endovenous microwave therapy，EMT）等，可以在减少手术并发症的基础上取得相同甚至更好的疗效，逐渐成为目前主流的下肢浅静脉曲张治疗方法。

4.1.2 泡沫硬化剂注射法

泡沫硬化剂的治疗原理主要是通过诱发静脉内无菌性炎症和血栓形成，使得管腔粘连、闭塞而实现的，具有操作简单、患者痛苦小、无须住院、费用较低等优点。目前投入临床使用的硬化剂主要包括化学型硬化剂、渗透性硬化剂和清洁剂类硬化剂；清洁剂类硬化剂具有固定的亲水和亲油基团，在溶液的表面能定向排列，并使液体表面张力显著下降，同时具有良好的起泡性能，包括聚多卡醇和鱼肝油酸钠等，是目前最常用使用的种类。国内较早便开展了泡沫硬化剂注射技术治疗下肢静脉曲张，1996 年出现了第 1 篇临床文献报道。此后，随着国产硬化剂的上市，使得该技术的应用范围更加广泛。2012 年中国医师协会制定了微创硬化治疗技术指南，进一步规范了硬化剂注射技术对包括下肢浅静脉曲张在内的血管曲张性疾病的治疗。近 10 年，国内共有 120 余篇文献对泡沫硬化剂的治疗效果进行了报道。常见的治疗方法有浅静脉手术联合泡

4

沫硬化剂注射、其他微创手术联合泡沫硬化剂注射或单纯泡沫硬化剂注射,常见的注射方法有直接穿刺注射、B 超引导下注射以及 DSA 引导下注射。大多数医师在术后采取辅以患肢加压包扎,使得硬化剂与血管壁接触更广,效果良好。该方法也存在一定的不足,比如难以完全阻断静脉主干及其分支,复发率较高需多次注射,并发深静脉血栓形成及肺栓塞,硬化剂外溢引起局部并发症。因此,临床选择泡沫硬化剂注射治疗下肢静脉曲张应严格掌握适应证,尽可能降低术后并发症的发生。Liu 等进行的一项随机对照试验(randomized controlled trial,RCT)对大隐静脉高位结扎联合 B 超引导下泡沫硬化剂注射与传统浅静脉手术的疗效进行了对比。60 例静脉曲张患者随机分为两组,A 组行大隐静脉高位结扎+ B 超引导下泡沫硬化剂注射,B 组行大隐静脉高位结扎+ 抽剥术。结果显示,A 组手术时间少于 B 组,近远期疗效 A 组优于 B 组,下床活动时间 A 组早于 B 组,住院费用 A 组少于 B 组;证明了大隐静脉高位结扎联合 B 超引导下泡沫硬化剂注射治疗时间更短、术后不适更少以及术后恢复得更快。Li 等对超声引导下泡沫硬化剂注射在治疗下肢静脉曲张中的可行性和疗效进行了分析,41 例患者(59 条患肢)纳入研究,使用1% 的泡沫硬化剂与空气以 1:4(体积比)的比例混合,在 B 超引导下进行注射,术后压迫 15 d,随访中位时间为 9 个月。结果显示,手术成功率为 100%,随访期间临床完全有效率为 89.8%,部分有效率为 10.2%,无静脉曲张复发,轻微并发症(如皮肤色素沉着等)的发生率为 45.8%,浅静脉炎发生率为 30.5%,无严重并发症发生,说明超声引导下泡沫硬化剂注射是一种安全、有效、可行的治疗静脉曲张的方法。

4.1.2.1　泡沫硬化剂的适应证

硬化剂的适应证包括:①下肢浅静脉曲张(管径≤8 mm);②分支静脉曲张;③穿通支静脉功能不全(在超声引导下);④网状静脉曲张;⑤毛细血管扩张(蜘蛛形静脉曲张);⑥静脉曲张治疗后残留和复发;⑦会阴部静脉曲张;⑧腿部溃疡周围静脉曲张;⑨静脉畸形(低流量)。

4.1.2.2 泡沫硬化剂的禁忌证

（1）**绝对禁忌证** ①已知对硬化剂过敏；②急性深静脉血栓形成和（或）肺栓塞；③硬化治疗区域局部感染或重度全身感染；④长期制动和限制卧床；⑤已知的右向左分流的先天性心血管发育畸形，如症状性卵圆孔未闭。

（2）**相对禁忌证** 需对患者进行个体获益-风险评估。①妊娠；②哺乳（中断哺乳2~3 d）；③严重外周动脉闭塞性疾病；④全身情况较差；⑤严重过敏体质；⑥血栓栓塞风险较高（如血栓病史、严重血栓形成倾向、高凝状态和恶性肿瘤）；⑦急性浅表静脉血栓；⑧既往硬化疗法后神经系统疾病，包括偏头痛。

4.1.2.3 治疗前准备

成功的硬化治疗需要制订全面的治疗计划。硬化治疗一般自静脉反流点开始，按曲张静脉的直径从大到小循序进行。因此，治疗前应进行正确的临床诊断评价和术前准备。

（1）**患者知情同意** 硬化疗法是一种总体并发症发生率低、严重并发症发生极为罕见的治疗方法。应充分告知患者有关硬化疗法的利弊、硬化疗法的治疗步骤，可能出现的并发症（包括严重的风险及常见的并发症），治疗成功率和复发率，治疗次数和疗程，治疗后管理的信息及定期随访计划等。硬化疗法的并发症目前分为以下3种类型。

1）常见但短暂的并发症：①毛细管扩张；②色素沉着；③注射部位疼痛；④刺痒。

2）罕见但自限性的并发症：①皮肤坏死；②血栓性浅静脉炎；③神经损伤（隐神经、腓神经）；④短暂性视觉障碍；⑤血尿。

3）罕见的严重并发症：①严重的过敏反应如过敏性休克；②深静脉血栓形成；③肺栓塞；④动脉栓塞。

（2）**术前临床评估** 包括病史采集、临床检查、影像学检查（超声或静脉造影）。①病史采集，应注意询问静脉曲张手术或硬化治疗史。②分级，采集的静脉疾病的严重程度和临床资料应进行

4

CEAP 分级。③影像学检查,包括观察浅深静脉及穿通支静脉的通畅、管径、反流情况,确定功能不全的浅深静脉系统连接点,确定病理性反流的部位,排除主干静脉阻塞疾病如髂静脉受压、血栓后综合征,制订最合适的治疗方案。对怀疑卵圆孔未闭等先天性心血管发育畸形导致的右向左分流的患者,应行心脏超声检查。

(3)术前工具准备　包括:①平稳顺滑的一次性注射器,小口径的套管针或输液针(注射泡沫硬化剂推荐 18～25 G,液体硬化剂推荐 27～33 G);②三通阀;③用于局部压迫的棉垫、纱布、胶带、弹力袜或弹力绷带;④合适浓度的硬化剂;⑤一个可调节倾斜的治疗床;⑥注射泡沫硬化剂时的超声检查设备;⑦介入导管法时的合适导管;⑧术前需要准备急救药物和设备以应对可能发生的严重过敏反应。

4.1.2.4　泡沫硬化疗法的管理

聚多卡醇(又名聚桂醇)是国产硬化剂中唯一具有下肢静脉曲张适应证的泡沫硬化剂。泡沫硬化的特点在于微泡沫表面张力产生"驱血效应",能够保证药物的浓度以及与血管壁的接触面积,从而提高治疗效果,有效地减少硬化剂的用量,减轻不良反应。

(1)泡沫制备方法　建议采用 Tessari 法或 Tessari/DSS 法制作泡沫硬化剂。①Tessari 法:也称为涡流技术。使用两个一次性塑料注射器产生硬化泡沫。一个注射器内盛有液体硬化剂溶液,另一个注射器内盛有空气。两个注射器的端口与一个三通阀连接呈 90°角,快速来回推送两个注射器的内含物 20 次,在完成前 10 次推注后将通道口尽可能关小,通过由此形成的湍流产生泡沫。②Tessari/DSS 法:即 Tessari/双注射器套装技术。以 Tessari 基本方法为基础,使用两个不含乳胶的 10 ml 一次性塑料注射器产生泡沫,其中一个注射器带有橡胶活塞。一个注射器内盛有 1 份液体硬化剂溶液,另一个注射器内盛有空气。两个注射器的端口与一个二通接头连接呈 180°角。快速来回推送两个注射器的内含物 5 次,再重复推送动作 7 次(无附加压力)。

(2)制备原则　建议采用空气作为制作泡沫硬化剂的气体成

分,也可使用二氧化碳和氧气的混合物。制作泡沫硬化剂的液体硬化剂和气体的推荐比例为1∶4(体积比)。网状和蜘蛛形静脉曲张建议使用液体硬化剂。

(3)泡沫硬化剂的注射方法　常规情况下,每条腿每次注射的推荐最大泡沫用量为10 ml(推荐等级2B)。如果要使用更大泡沫用量,需根据个人的风险效益进行评估(推荐等级2C),但不能超过20 ml。在治疗较粗大的曲张静脉时,泡沫硬化剂应尽可能黏稠。如果范围广泛,建议分期治疗。建议根据每次静脉穿刺的泡沫推荐用量和管径大小不同选择聚多卡醇的浓度(表4.1)。

表4.1　泡沫硬化剂的注射方法

项目	每次穿刺的平均泡沫用量(ml)	每次穿刺的最大泡沫用量(ml)	百分数(%)
大隐静脉	2~4	6	1~3
小隐静脉	2~4	4	1~3
交通静脉	4	6	最高达1
复发性静脉曲张	4	8	1~3
穿通静脉	2	4	1~3
蜘蛛网状静脉	<0.5	<0.5	最高达0.5
静脉畸形(低流量)	2~6	<8	1~3

注射方法:从近端向远端,治疗必须从直径较大的静脉(如隐静脉)开始,再到直径较小的静脉(如蜘蛛网状静脉)。大腿段的大隐静脉,注射2 ml 3%聚多卡醇泡沫硬化剂,需在超声监控下行注射治疗,若观察到泡沫外渗需停止注射。向浅表曲张静脉注入泡沫硬化剂,每个注射点注射1 ml,并以超声探头或手按摩的方式,使泡沫硬化剂向附近的曲张静脉分散。平卧位,拟治疗患肢垫高以使管径最小化。即使在管径最大的曲张静脉,一次的注入量也不应超过2 ml。在小腿的小静脉注射1 ml已足够。每次注射之后,患者需行

4

背屈跖屈运动来清除达到深静脉的泡沫。通过超声探头间歇压迫静脉并抬高肢体可引起充满泡沫的血管出现收缩和痉挛,使得血管内的血容量减少到最低限度。

4.1.2.5　治疗后管理

(1)观察不良反应　每个治疗室应备有治疗各种并发症的预备方案和复苏设备、急救药和氧气,熟习抢救复苏技术,并且事先必须告知患者硬化治疗中潜在的并发症。主要的不良反应如下。

1)过敏反应:发生率约0.3%,任何硬化剂均可引起,通常在治疗后30 min内发生,表现为皮疹、瘙痒,严重者可出现过敏性休克。处理的关键是尽早发现。

2)深静脉血栓形成和肺栓塞:目前已有报道,过量的泡沫、口服避孕药等会增加深静脉血栓形成的发生率。有血栓形成倾向、有深静脉血栓和肺栓塞史及有家族史的患者必须予以关注,为减少此类患者深静脉血栓的发生,术前可使用低分子肝素或口服抗凝剂,应使用高浓度的硬化剂,小剂量多次注射,术中要求患者反复足部背屈,有助于驱除进入深静脉内的硬化剂,治疗后患者常规穿着弹力袜。

3)神经并发症:包括短暂性视觉障碍、短暂性脑缺血发作或脑卒中等症状,多见于泡沫硬化剂。短暂性视觉障碍一般表现为闪光感、视力模糊乃至一过性黑蒙,持续不超过2 h。在注射泡沫时,下肢抬高30°~45°,并保持这种姿势5~10 min,注射泡沫后患者仰卧30 min,可避免此类并发症的发生。

4)血栓性浅静脉炎:发生率平均为4.7%,表现为沿受累静脉分布的疼痛、灼热、皮肤红斑的索条状物,常发生于治疗后数周内。可使用非甾体抗炎药和压迫疗法处理,无须抗生素治疗。如静脉内有大量血栓,在治疗后1~2周内,可在超声引导下使用粗针引流受累静脉,压迫和挤出血栓,其优点在于可迅速去除可触及的硬结。预防性低分子肝素,使用适量的合适浓度的硬化剂,治疗后加压包扎、医用弹力袜及及时活动有助于预防。

5)色素沉着:发生率在0.3%~10.0%,主要原因是炎症诱导的黑素生成、红细胞外溢、血栓机化及继发的含铁血黄素沉积。微血栓是重要影响因素,建议使用最低有效剂量和浓度,早期通过小切口清除微血栓可减轻色素沉着的发生,医用弹力袜的压迫治疗可使之明显下降。微血栓形成和大多数色素沉着通常于 6~12 个月内自行消失,个别情况下会持续更长时间,需要事先告知患者。

(2)**硬化剂治疗后压迫疗法** 硬化治疗后,在注射部位局部压迫 5 min,再用弹力绷带自远端向近端包扎下肢。弹力绷带持续包扎 1~3 d 后改为白天穿着弹力袜至少 1 个月。以避免过多的残留血栓、血栓性静脉炎和皮肤色素沉着。治疗后的 1 个月内避免过负荷或持重,避免长途旅行。

(3)**随访** 治疗后应该在 2 周内随访,这是处理不良反应的最佳时间。第一年的 3 个月、6 个月和 12 个月分别进行随访;以后建议每年至少随访 1 次。

4.1.2.6 硬化疗法疗效评估

(1)**症状评估** 为了评估硬化疗法的结果,建议对蜘蛛形静脉曲张和网状静脉曲张(C1)进行临床结果评估,对静脉曲张(C2)及以上进行临床和超声结果评估,临床评估包括医生进行静脉曲张的改善评估或患者自行评估,如静脉性溃疡、水肿、出血和炎症等;如有专科医生,可采用静脉临床严重程度评分如静脉临床严重度评分(venous clinical severity score,VCSS)和患者汇报的结果得分进行评估。

(2)**形态学和血流动力学评估** 对于大隐静脉、小隐静脉、分支静脉,复发性静脉曲张和静脉畸形,评价硬化疗法的效果可辅以彩色多普勒超声检查。评定标准见表4.2。

(3)**泡沫硬化疗法的治疗和安全性推荐** 硬化疗法的成功率取决于操作技术、硬化剂(液体或泡沫)和静脉的直径。对于皮内静脉曲张(蜘蛛形和网状)硬化疗法是标准治疗方法,改善率达 90%。对主干静脉曲张的硬化治疗,泡沫硬化疗法的效果明显优于液体硬化疗法。

表 4.2 形态学和血流动力学评估

分级（名称）	彩超标准	临床标准	症状
0（未成功）	反流>1 s 或无变化 完全（或不完全）未闭合 管径无变化	无变化或加重 （如静脉曲张增粗或 CEAP 标准恶化）	无变化或加重
1（部分成功）	反流<1 s 部分不可压缩 靶静脉节段部分闭塞 管径缩小	正常或改善 （如较小的肉眼可见静脉曲张）	消失或改善
2（成功）	无反流 ①靶静脉完全消失（纤维条索：靶静脉区内不可压缩的条索状回声） ②靶静脉节段完全闭塞（不可压缩） ③靶静脉未闭合，可见管径缩小和向前血液	正常 （无肉眼可见静脉曲张）	消失或改善

对于下肢静脉反流性疾病的硬化治疗，目前已经有多种治疗方法，包括：单纯性硬化治疗、超声引导下的硬化治疗、介入导管法引导下的硬化治疗、手术联合硬化治疗、腔内激光联合硬化治疗等方式；对于下肢静脉曲张治疗的传统手术方法，外科以隐静脉结扎和剥脱术为主，微创外科以射频消融和激光闭合术为主。在临床实践中，应根据患者的具体情况，采用手术、微创或硬化治疗，或者联合治疗方法，达到更理想的治疗效果，降低复发率及减少并发症的发生。

4.1.3 透光静脉刨吸术

透光静脉刨吸术是通过内窥镜对曲张静脉进行逐步刨吸的一

项技术,多采用 TriVex 系统。TriVex 系统由美国 Smith-Nephew 公司发明和生产,2000 年开始在临床使用。现在已经发展到第二代产品。该系统由控制主机、照明系统、动力切除器(powered resector)、灌注照明棒(tumescent cannula illuminator)等组件组成。灌注照明棒由外接 TriVex™ 照明系统的 300 W 氙气灯泡提供光能,照明棒周围包裹钢质套管以通过麻醉肿胀液,其麻醉肿胀液的压力由外接的压力套产生,通常在 53.33 kPa(400 mm Hg)以上。麻醉肿胀液的配制为 1 000 ml 生理盐水加 1% 利多卡因 60 ml、0.1% 肾上腺素 2 ml。动力切除器由动力手柄及刀头组成,动力手柄有控制刀头正转、反转、摆转 3 个模式。刀头由外面的套管和内部的中空套芯组成,其操作点就在套管尖端的侧面,病变的血管组织由套芯旋切成碎屑后经套芯的中空内部吸出。静脉刨吸技术治疗下肢静脉曲张的适应证较为广泛,尤其对曲张静脉团块的处理彻底,效果良好。该技术的适应证为下肢深静脉通畅的曲张静脉病例。凡是下肢浅静脉曲张伴小腿色素沉着、皮肤湿疹样皮炎、溃疡、出血,但无下肢肿胀病史,结合静脉无创检查显示深静脉通畅者都可选用该术式。以下几种病例应用 TriVex 旋切术需结合其他治疗手段。①合并浅静脉炎的病例,需结合术前应用抗生素进行抗感染治疗,在静脉炎完全控制后再手术,以免引起术后严重感染。②较大的血栓性静脉团,因即使用摇摆式旋切刨削亦难以将其完全打碎而术后易残留皮下硬结,术中可通过已有点状切口,以血管钳将静脉残留片段钳夹取出。③溃疡多次反复愈合复发的病例。④使用硬化剂治疗后复发的病例,这两种病例由于局部组织粘连紧密,灌注液难以皮下渗透,TriVex 旋切刨刀亦难以发挥作用,须在局部另做相应切口,切除局部曲张静脉或结扎交通静脉,小腿其他部位曲张静脉仍可应用 TriVex 旋切。⑤局部色素沉着严重的病例,因严重的色素沉着使局部皮肤变黑,影响冷光源的照明效果,难以直视曲张静脉,也需要另做相应切口,切除局部曲张静脉或结扎交通静脉。传统手术后复发的病例和小腿广泛曲张的病例,正可以发挥 TriVex 系统的优势,是其他微创技术无法比拟的,只要术中正确操作,会取得很好

4

的效果。与其他微创技术相比,静脉刨吸技术的术野较大,皮下游离范围较广,因此更容易出现术后皮下血肿、硬结或肢体感觉异常等并发症。术后患肢应加压包扎,防止皮下淤血等并发症的发生。2003 年,符伟国等报道了国内首例透光静脉刨吸刀治疗下肢静脉曲张,近 10 年共有 100 余篇文献进行了相关报道。Zhang 等对 TriVex 刨吸技术在治疗下肢静脉曲张中的疗效进行了评估,共有 182 例接受治疗的患者纳入分析,结果显示,术后并发症发生率为 21.3%,无严重并发症及静脉曲张复发。

4.1.3.1 刨吸系统的操作

患者通过站立和行走使静脉扩张到最大程度,随后通过视诊和触诊准确地绘出曲张静脉所在区域,但不直接在静脉上做记号。一般采用硬膜外麻醉或腰麻。术时患者采用仰卧位,患肢上抬 30°。具体手术步骤如下。

(1)**大隐静脉主干处理** 采用传统的高位结扎、抽剥术或者激光灼闭术。

(2)**小腿曲张静脉的透光直视旋切切口选择** 减弱手术室内灯光亮度,患者采用仰卧低头位;手术切口大小约为 3 mm,切口部位的选择注意要兼顾能最大限度地去除曲张静脉组织与减少切口的数目;切口要紧靠曲张静脉群,不要位于曲张静脉上,大小应尽可能保证能够完全置入刨刀头;在曲张静脉的近端和远端各做一个切口,一个插入刨刀头,一个插入冷光源;切口可交替使用,以减少切口数目。

(3)**充盈麻醉** 将 TriVex 系统带灌注的冷光源连接到预先加压的充盈液上;经切口将冷光源插入静脉下至少 3 mm 处;液体由头端注入,以显现曲张静脉的范围和轮廓,同时将其与周围组织分离。

(4)**采用 TriVex 刨刀进行切除** 将冷光源和刨刀头分别通过静脉从两端的小切口插入皮下;刨刀头插入静脉周围的皮下组织内,沿着组织的侧方和下方轻轻滑动,力求将更多的静脉组织切除。TriVex 刨刀的正转模式转速设在 700 ~ 1 000 r/min;对于较大静脉和瘢痕组织较多的部位,以及纤维化组织结构,宜采用转速为

1 000 r/min 的摆动转模式;手术时绷紧皮肤,以增加表皮和皮下组织的张力,可以提高手术的安全性。

(5)**抽出静脉后处理** 用麻醉肿胀液冲洗被切除的静脉血管床,并挤压患肢肿胀的皮下组织,充分将皮下淤血挤出。由于切口细小,无须缝合切口,应用弹力绷带加压包扎。

4.1.3.2 透光直视旋切术主要并发症及处理

TriVex 透光直视旋切术术中采用加压灌注麻醉肿胀液于皮下,由于手术操作界面较广泛,可能出现相关并发症。最常出现的并发症是皮下血肿,其他有皮肤感觉异常、皮下硬结、切口感染、软组织炎等。

(1)**皮下血肿** 这是与 TriVex 旋切术紧密相关的最常见的并发症。皮下血肿的发生与手术操作技术、术中术后患肢加压包扎方法、时间有关。几乎所有病例均有不同程度的皮下淤血,常需 2～3 周才能消除。在旋切静脉团时,要保证连接电动组织旋切器的负压吸引足够强,并要保证彻底切除静脉团块,抽出静脉后,应该用麻醉肿胀液冲洗被切除的静脉血管床,并挤压患肢肿胀的皮下组织,可抑制血肿的形成。

(2)**肢体感觉异常、麻木** 由于大隐静脉需全程剥脱可能伤及伴行的隐神经,曲张静脉在可视条件操作下切除,仍不免伤及伴行隐神经分支,故仍有一部分患者出现小腿肢体感觉异常、麻木。在小腿部和足部,大隐静脉与隐神经伴行,在小腿下 1/3 隐神经紧贴静脉,并有分支由静脉前方越过。因此在小腿段操作时,应沿小腿纵向旋切静脉团,避免横断。一般不需特殊处理,亦可给予营养神经药物如弥可保等,症状大多在 3～6 个月内消失。

(3)**感染** 包括切口感染及软组织感染,多因术前浅静脉炎控制不彻底所致。

(4)**皮肤损伤** 女性患者或皮下组织较少的患者容易出现,特别在切除成团曲张血管和某些皮肤较薄的部位,如腘窝、踝关节附近和足背。术中要保证合适的负压,才能将曲张静脉碎解后吸出,又不会伤及皮肤,根据我们的经验,吸引器选择 53.33～93.33 kPa

4

(400～700 mmHg)的压力比较合适。此外,在旋切过程中应尽量沿曲张静脉走行操作,避免皮下扇形旋切以免损伤皮肤。某些病例可出现皮肤坏死,常由于在胫前皮肤做点状切口,由于此处组织薄弱循环相对差,操作时易引起皮肤损伤坏死,出现溃疡且不易愈合。

(5)皮下硬结　多为皮下残存的静脉片段,与部分血肿机化也有一定关系。一般不需特殊处理,经过组织本身的修复与整塑,3个月后可软化或消失。

(6)复发　包括曲张静脉的复发与溃疡复发,曲张静脉的复发与深静脉瓣膜功能不全、大隐静脉高位属支结扎遗漏或曲张静脉残留有关;溃疡复发多为交通静脉未处理或有遗漏所致。本组无曲张静脉或溃疡复发病例。

4.1.3.3　透光直视旋切术注意事项

手术中必须重视治疗过程的以下重要环节。①术前应让患者站立或行走,使曲张浅静脉充分显露,通过视诊与触诊在曲张静脉周围做标记,避免遗漏;不像传统手术那样在曲张静脉本身做标记,避免术中影响透光照射效果。②仍需处理大隐静脉主干,以降低复发率,为减少对周围组织和隐神经的损伤;合并小隐静脉曲张需同时处理小隐静脉主干;对内踝严重色素沉着或有溃疡病例,先做交通静脉结扎,能预防术后复发。③对合并静脉炎者,应控制炎症后再考虑手术治疗,术中可在麻醉肿胀液中加入抗生素,以预防感染。④术中选择点状切口时,切口部位以力求达到既满足最大限度地去除曲张静脉组织又能减少切口的数目并方便操作为宜,插入冷光源与刨刀的切口可交替。应避免在胫前皮肤做点状切口,以免引起皮肤坏死。⑤刨刀应顺曲张静脉走行刨削,不宜在皮下横行操作,加大组织损伤。吸引器应保持良好状态,既通畅又有一定力度,一边刨削,一边洗并及时吸出体外,以减少出血及避免静脉残片残留。⑥对血栓性浅静脉团,可采用摆动旋转刨刀模式操作,但仍难以将其完全打碎,在冷光源透照下,以血管钳将残存的静脉碎片取出,以减少术后皮下硬结或浅静脉炎发生。⑦旋切刨削完成后,应以麻醉肿胀液继续冲洗并保留5 min,使其充分渗透入组织,发挥术后止血止痛作用,在弹力绷带包扎前将麻醉肿胀液完全挤出,可减少皮下血肿的发生。双侧同时手术者,先完成一侧时应及时加压包扎再继续对侧操作。⑧为预防深静脉血栓,绷带缠压力度应适当,达到既压迫止血又不影响下肢静脉回流,要求患者术后 24 h 内早期下床活动;术后 2 d 拆除绷带,继续穿用弹力袜进行弹力支持治疗,可预防血肿和深静脉血栓。

4.1.3.4 透光直视旋切术治疗下肢静脉曲张的评价

(1)**透光直视旋切术的优越性** ①切口数少且创面小,每个切口仅约 3 mm,使用 2 个微创面,分别导入冷光源和动力静脉切除器,便能刨吸去成片的曲张静脉,且切口又能交替使用,明显减少了手术创面。②在直视下进行曲张静脉刨吸术,能简化操作过程以及明显缩短手术时间。③避免在皮肤病变区做切口,减少术后创面不愈的机会,当曲张静脉存在炎症或色素沉着时,取邻近健康皮肤处做切口,导入带灌注的冷光源和动力静脉切除器,在直视下切除病变静脉与传统术式相比,既避免了直接在色素沉着和存在静脉炎区做切口,又能较彻底地取除曲张静脉,减小了手术创伤和减少了术后创面不愈的机会。④术中加压灌注液的使用,既起到分离治疗静脉曲张的微创技术皮下组织与曲张静脉的手术操作界面的作用,又有减轻手术区血肿和术后疼痛的作用。

(2)**透光直视旋切术的缺点** ①创伤较大,特别是静脉曲张严重的病例,术后常有小腿皮肤肿胀,皮下淤血、血肿等并发症,手术中出血较多;②价格较贵。

总之,只要掌握正确的操作方法,重视各个环节的处理,合理应用,TriVex 透光直视旋切术是一种安全有效的浅静脉治疗技术。

4.1.4 腔内激光治疗

静脉腔内激光治疗(EVLT)是利用激光产生高能热损伤静脉血管壁,使得静脉壁纤维化修复、收缩闭合,同时热能可以引起血液高凝状态使静脉内全程血栓形成,最终导致静脉纤维化闭合。适应腔内激光治疗的曲张静脉应有一定的直径,不合并严重的扭曲或闭

4

塞。和传统手术相比,腔内激光技术具有安全、高效、损伤小、并发症少、住院时间短等优点,可以单独使用,也可以和其他手术方式联合使用。国内首例关于腔内激光治疗下肢静脉曲张的报道见于1997 年,近 10 年来共有 640 余篇相关文献报道。Huang 等对 EVLT 联合外科手术在治疗静脉功能不全中的作用进行了评估,共有 208 例患者纳入研究,根据病情分为 4 组。15 例单纯大隐静脉曲张或 K-T 综合征(Klippel-Trenaunay syndrome)患者仅行单纯腔内激光治疗,5 例大隐静脉曲张合并交通静脉功能不全的患者行腔内激光联合大隐静脉高位结扎及交通静脉结扎术,76 例大隐静脉曲张患者行腔内激光联合大隐静脉高位结扎,112 例原发性深静脉功能不全的患者行腔内激光联合大隐静脉高位结扎及股静脉瓣膜外修复术。结果显示,手术成功率为 100%,临床治疗效果良好,说明腔内激光术是一种安全、有效、简单的手术方法,当联合外科手术时,腔内激光治疗的指征可以进一步扩大。Liu 等评估了 EVLT 治疗下肢浅静脉曲张的疗效,共有 134 例患者纳入研究,一组行腔内激光术,一组行点式抽剥术,术后中位随访时间为 44.5 个月。结果显示,和点式抽剥术相比,腔内激光术具有更小的手术切口、更短的住院时间和恢复时间,术后 5 年复发率腔内激光组明显更低。说明腔内激光术可以取得比点式抽剥术更好的临床治疗效果。

　　大隐静脉主干烧灼闭合是 EVTL 术式防止静脉曲张复发的关键。对于大隐静脉内径非常宽,而皮下脂肪较厚的患肢,有可能会出现闭合不全的情况,此时适当提高其工作功率,可以增加治疗成功率,减少曲张复发的机会;而在膝关节附近及小腿段皮下组织较薄时,则可相应降低工作功率,以避免皮肤烧伤的可能。另外,后退激光纤维时速度要适中,以 0.5~0.8 cm/s 为宜。同时须沿光纤脉冲点处压迫使血管壁闭合。另外,我们在术前血管多普勒检查大隐静脉全程的过程中,发现有 2 例患肢小腿段大隐静脉内径极细,术中证实导管不能置入这段大隐静脉内。这种检查可避免术中反复踝部穿刺甚至切开均无法找到大隐静脉而延长手术时间。

　　EVLT 主要手术并发症为下肢深静脉血栓形成、静脉曲张复发和皮肤烧伤。有学者认为,为了避免 EVLT 过程中可能误伤股静脉,EVLT 可与大隐静脉高位结扎术结合,但失去了微创的意义。术前常规血管多普勒标记大隐静脉入口位置,置入光纤后打开指示光源,注意光纤勿超过标记下方 2 cm,并在术后第 1 天起常规使用低分子肝素预防深静脉血栓形成,可有效避免深静脉血栓形成。

EVLT 是一种安全有效的手术方法,近期疗效与传统大隐静脉高位结扎和剥脱术无明显差异,而且减少了手术创伤和出血,缩短了住院时间。EVLT 与透光刨吸术或经皮连续环形缝扎术结合治疗大隐静脉曲张达到了真正的美容治疗效果,但其远期疗效和复发率仍有待进一步的观察和证实。

4.1.5　射频消融

射频消融的治疗原理和腔内激光基本相同,都是通过热能损伤静脉壁来达到使静脉闭合的目的,治疗的适应证也与腔内激光技术基本相同。和传统手术相比,射频消融不需要分离、结扎以及剥脱静脉,因此可减少如出血、深静脉损伤等并发症的发生,且疗效确切,提高了手术的安全性。国内第 1 篇有关射频消融治疗下肢静脉曲张的报道见于 2004 年,近 10 年共有近 40 篇文献报道。何旭等对腔内射频消融术治疗大隐静脉曲张的疗效进行了评估,共有 24 例患者(30 条患肢)纳入研究。结果显示,手术成功率为 100%,术后血管超声或血管造影复查示,83.3%(25/30)的大隐静脉主干闭塞,16.7%(5/30)的血管内径减小,血流减慢。随访 0.5～9.0 个月,所有患者下肢活动后酸痛、肿胀等症状明显减轻或消失,46.7%(14/30)的小腿部明显迂曲扩张的静脉消失,53.3%(16/30)的患者腿部曲张的浅静脉明显减少,无下肢深静脉血栓形成、皮下血肿等并发症出现。说明射频消融闭合曲张大隐静脉具有创伤小、恢复快、腿部无瘢痕残留等优点,是一种可部分替代传统大隐静脉高位结扎剥脱术的有效方法。林少芒等对腔内射频闭合术联合静脉刨吸术治疗下肢静脉功能不全的疗效进行了评估,392 例患者(413 条患肢)纳入研究。结果显示,下肢静脉曲张均达到临床治愈,随访

4

32(12~48)个月未见曲张静脉复发。说明腔内射频消融联合刨吸术是治疗下肢静脉曲张的一种有效方法,具有术式简单、微创、康复快且疗效可靠等优点。

4.1.6 腔内微波治疗

腔内微波技术是一种近年来才兴起的治疗下肢浅静脉曲张的方法,其原理也是通过热能量使静脉壁纤维化收缩、管腔闭锁。相对其他微创治疗技术,腔内微波技术文献报道数目也相对较少。国内第1篇有关腔内微波治疗下肢静脉曲张的报道见于2005年,近10年共有20余篇文献报道。从目前国内的文献结果分析可知,腔内微波技术对于治疗下肢静脉曲张疗效确切可靠,而且安全、并发症少。Yang等对腔内微波治疗大隐静脉曲张的疗效进行了评估,共有200例患者纳入研究,并随机分为两组,一组行腔内微波治疗,一组行传统的大隐静脉高位结扎抽剥术。最长随访时间为24个月。结果显示,腔内微波治疗可以取得与传统手术相同的疗效,且手术时间更短、出血更少、切口更小,皮下淤血及静脉曲张复发率更低。说明腔内微波技术是一种治疗大隐静脉曲张的有效方法,可以获得更满意的临床效果。Mao等对腔内微波术与腔内激光术在治疗大隐静脉曲张中的疗效进行了比较,259例患者随机分为两组,分别行腔内微波治疗和腔内激光治疗。结果显示,两组手术时间、住院时间比较差异无统计学意义;微波治疗组术后复发率、淤血和皮肤灼伤率均低于激光治疗组。证明腔内微波治疗是一种有效的、可替代激光治疗静脉曲张的方法,具有更高的静脉闭合率及更低的并发症发生率。

4.1.7 小结

与泡沫硬化剂注射相比,腔内激光技术、射频消融技术以及腔内微波技术对于大隐静脉主干的闭塞效果更好,复发率更低,但是对于下肢静脉曲张的小分支静脉、曲张凸起的静脉团或扭曲严重的曲张静脉的治疗效果却不佳。对于严重的下肢静脉曲张患者,如

CEAP 3 级以上,出现严重的色素沉着甚至活动性溃疡时,往往需要联合多种治疗方法才能取得满意的疗效。近年来,国内的血管外科腔内微创技术得到了迅猛的发展,采用微创技术治疗下肢静脉曲张已经逐渐成为主流,有关静脉曲张微创治疗的文献报道逐年增加。与传统手术相比,这些微创方法具有安全、美观、痛苦小、恢复快、手术和住院时间短等优点。但不容忽视的是,这些方法仍然存在一定的并发症,还不能完全取代传统手术。在临床工作中,应该根据患者的不同病情,严格掌握不同微创术式的适应证,选择最适宜的治疗方法,必要时可以互相搭配,以期获得最佳的治疗效果和减少并发症的发生。

4.2 深静脉手术治疗

对伴有严重深静脉瓣膜功能不全的患者,重建深静脉瓣膜功能,降低下肢深静脉高压是治疗溃疡的关键,因而重建深静脉瓣膜功能十分重要。20 世纪 80 年代以来,有多种深静脉瓣膜重建术应用于临床。瓣膜修复术分内修复和外修复两种。内修复术将股浅静脉第一对瓣膜的游离缘与管壁做多个间断缝合,使其缩短,并恢复为正常的半挺直状态。外修复术是将瓣膜所在部位的静脉缩窄到一定限度时,使瓣膜的游离缘互相并拢,而不致下垂,造成漏斗状的间隙。各种静脉瓣膜外修复术操作简便,不涉及静脉管腔,适合瓣膜破坏不严重的轻、中度反流者。用于重建深静脉瓣膜功能的手术还有自体带瓣静脉段股浅静脉移植术、腘静脉外肌袢形成术等。自体带瓣静脉段股浅静脉移植术是将一段含功能健全瓣膜的静脉段,移植于股浅静脉近侧段,以制止血液反流。腘静脉外肌袢形成术是利用大腿屈肌肌腱在腘窝部形成“U”形肌袢,置于腘动、静脉之间,在下肢活动时,肌袢与小腿肌肉交替作用,发挥瓣膜样作用。

4.2.1 下肢深静脉瓣膜功能不全

20 世纪 60 年代,Kistner 研究并提出了“深静脉系统病变在下肢慢性静脉功能不全(CVI)发病中起重要作用"的理论,于 1980 年提出了"原发性下肢深静脉瓣膜功能不全"的概念。认为原发性下肢深静脉瓣膜功能不全是指无确定病因的,由于深静脉瓣膜延长、松弛和脱垂或深静脉扩张致深静脉瓣膜关闭不全所引起的反流性血流动力学病理改变,可导致静脉高压、血液淤滞,从而引发一系列静脉功能不全表现。此后,大量的临床研究也证实了深静脉瓣膜功能不全在慢性静脉功能不全发病中的作用。根据大多数文献报道,60% ~ 70% CVI 患者有深静脉瓣膜功能不全。Raju 报道一组 147 例下肢静脉功能不全的患者,经各种检查证明深静脉反流性功能不全占 69% ,深浅静脉均有反流性病变占 31% ,而无一例为单纯性浅静脉功能不全。但大多数报道单纯性浅静脉功能不全仍占 25% ~ 30% 。上海蒋米尔等对 4 771 例共 4 877 条患浅静脉曲张的肢体进行静脉造影检查,发现原发性深静脉瓣膜反流者占 55.6% ,单纯性大隐静脉曲张者(隐股静脉瓣膜反流)占 16.6% ,而深静脉血栓形成后瓣膜反流者占 23.5% 。其实,许多重度深静脉瓣膜功能不全的病例多存在多系统静脉瓣膜反流和功能不全,常常是浅、深静脉和交通静脉系统瓣膜功能不全同时存在。Morano 等曾对 485 条静脉曲张患肢进行了逆行静脉造影检查,发现浅、深静脉瓣膜同时存在反流者占 51% ,仅在股浅静脉瓣膜存在反流者占 19% ;仅在股深静脉瓣膜存在反流者占 12% ,在隐静脉存在瓣膜反流者仅占 2% ;而隐静脉与股浅、股深静脉均存在瓣膜反流者占 16% 。Perrin 的报道则认为重度 CVI 患者中,仅累及深静脉系统者<10% ,而 46% 的患者合并浅静脉反流和(或)交通静脉功能不全。因此,往往深静脉瓣膜功能不全的表现是与其他静脉系统功能不全的表现同时或交叉混合存在。因此,人们也达成了一个共识:大多数下肢浅静脉曲张的形成是由于原发性下肢深静脉瓣膜功能不全所致。

　　原发性慢性深静脉瓣膜功能不全的发病原因至今尚未阐明,下肢慢性深静脉功能不全的一个重要病理特征就是静脉瓣膜反流。不论先天性、原发性还是血栓形成后遗症都可导致静脉瓣膜反流。正常的静脉瓣膜呈双瓣叶形,瓣叶为袋形,由内膜皱褶而成,袋形的两侧和底部均附于内膜上,称为附着缘。袋形上侧游离,呈半挺直状,称为游离缘,仅由内皮细胞组成。附着缘和游离缘相交处称为交合点,为瓣叶的最高点。瓣叶与管壁之间的潜在间隙称为瓣窝。两个瓣叶交合点之间相距约1 cm,称为瓣叶交汇处。在正常生理状态下,血液向心回流时,两瓣贴附于管壁的内膜,使管腔处于通畅状态,当近侧压力逆向作用增强时,血液反流使瓣窝充满血液,两个瓣叶的游离缘向管腔正中互相合拢,形成水式关闭状态,阻止血液反流。当各种原因导致瓣膜功能不全时,瓣膜失去阻止血液反流的作用,使部分回心血液又反流到瓣膜以下,造成下肢静脉容量扩大,血液淤积而引起一系列的静脉系统病理改变。

目前关于深静脉瓣膜功能不全可能的发病机制主要有:①瓣膜学说,静脉瓣膜具有向心单向开放功能,有引导血液向心回流并阻止逆向血流的作用。如瓣膜结构薄弱,在下肢深静脉逆向压力的持续增强及血流重力的作用下,瓣膜游离缘松弛延长,不能正常关闭,造成血流经瓣叶间隙向远端反流。有的病例属于先天性瓣膜发育不良,仅有单叶或瓣叶不在同一平面,甚至瓣膜缺如,从而丧失瓣膜的正常关闭功能。②管壁学说,由于持久的超负荷向心血量,或管壁病变引起深静脉扩张,管腔直径扩大,以致瓣膜在血液反流时不能紧密对合关闭,导致静脉反流性病变,又称为"相对性深静脉瓣膜功能不全"。③小腿肌泵功能不全,各种因素导致小腿肌泵功能不全,肌泵驱血能力减弱,肌泵收缩时,静脉血液回流量减少,血液淤滞,可致静脉高压和瓣膜功能不全。

基于对上述理论的共识,各种各样的深静脉瓣膜修复重建手术也逐渐开展并在临床上广泛应用。尤其在20世纪八九十年代达到高峰。治疗深静脉瓣膜功能不全的手术技术主要分为两类。一类为静脉开放手术,包括静脉腔内瓣膜修复成形术、静脉瓣膜移植术、静脉瓣膜移位术、冰冻保存的同种异体瓣膜移植术等。第二类为静脉壁外部手术,包括静脉瓣膜包裹环缩、戴戒、环缝、腘静脉肌瓣替代术、静脉外瓣膜修复成形术(可借助血管镜)、经皮置放瓣膜外缩窄装置等。这些手术的目的是纠治深静脉瓣膜功能不全所致的反

4

流。然而,深静脉反流多与浅静脉和交通静脉反流合并存在,为取得更好的疗效和有效降低静脉高压,浅静脉和交通静脉手术常需联合进行。在这种情况下,要想客观评估深静脉反流纠正手术的疗效是比较困难的,因为难以区分究竟哪个系统的手术更为有效。目前5年以上随访资料可证实,瓣膜修复成形术(包括静脉内和静脉外瓣膜修复成形术)可使70%的病例取得良好疗效,主要体现在溃疡无复发、症状减轻、静脉瓣膜功能恢复以及血流动力学指标改善。对于瓣膜本身无病变的病例,其瓣膜功能不全是由于管腔扩张,使深静脉瓣膜游离缘松弛和瓣膜间的夹角扩大所致,则以静脉瓣膜外修复成形和间接性修复成形术(外包裹、环缩、戴戒术等)疗效较好。

4.2.2 腔内瓣膜成形术

腔内瓣膜成形术是手术纠正原发性静脉反流的标准手术。该术式是治疗原发性静脉功能不全最常用的手术方式,70%的病例可以取得良好的疗效。但其缺点包括静脉切开时增加了损伤瓣膜的风险,术后 DVT 风险也上升,而且在瓣膜成形术完成前无法评价两片瓣膜的游离缘是否对合完整。在进行腔内瓣膜修复时,如果可能的话,间歇性空气加压治疗应在麻醉诱导后就开始。通常的手术入路是利用腹股沟标准切口来暴露最上端的股静脉瓣膜。包括股总静脉、股静脉、股深静脉、大隐静脉和所有的分支都进行游离,需要足够的长度以利暴露瓣叶及进行控制。可通过挤压试验来确定有无瓣膜功能不全。瓣膜修复前应进行足够的抗凝。有几种方式来暴露瓣膜,在瓣膜结合部做纵向静脉切口,也有学者提倡瓣膜上横切口,亦有使用混合的"T"形切口,瓣膜上方横切口,向下延伸到瓣窦但不超过瓣窦。冗长的瓣叶被折叠到静脉壁上(用 7-0 Prolene 线间断缝合)。据估计折叠瓣叶长度的 20% 能保证瓣膜的关闭功能,虽然最好的标准是肉眼观察。在处理瓣叶时尽量不钳夹,不慎撕裂的瓣膜可用 9-0 缝线修复,但极大地增加了手术难度。一旦瓣膜修复完成并吻合了血管切口,应通过挤压试验或多普勒检查判断是否存在反流。选择性放置创面引流,但应考虑到术后抗凝,常规缝合切口。术后使用肝素抗凝,直到换成华法林长期口服,亦可口服拜瑞妥(利伐沙班)等新型抗凝药物,华法林抗凝持续至少3个月。间歇性空气加压治疗能防止静脉淤滞,将术后血栓形成的危险降低到最小,患者开始下床活动后停止加压治疗。其他有助于术后康复的方法有休息时抬高患肢、坚持使用弹力袜直到完全愈合。一旦瓣膜功能恢复,对症治疗如弹力袜可以间断使用,但必须根据患者的情况而定,不依赖弹力袜支持。

4.2.3 静脉外瓣膜修复成形术

适用于原发性和继发性深静脉瓣膜功能不全。技术原理与静脉内瓣膜修复成形一样,主要是针对静脉内手术修复的缺点而设计的。它可以避免阻断静脉和切开静脉,术中、术后无须抗凝药物,创面并发症极少,且可一次手术修复多对瓣膜,同时也有缩窄管径作用,手术操作简单,时间短。缺点是由于在非直视下进行手术,在修复瓣膜时准确性较差,疗效不如静脉内瓣膜修复成形术肯定,同时由于改变了瓣膜形状,在一定程度上影响瓣膜抗反流的能力。主要的技术方法有3种:静脉外瓣叶交汇部缩缝、静脉外瓣叶缘环形缩缝、血管镜直视下静脉外瓣叶交汇部缩缝。由于该术式在1990年才开始应用于临床,远期疗效报道少见。尽管有人提出在血管镜直视下进行瓣膜外修复,但未见到大宗的远期疗效报道。自1998年Belcaro等报道静脉外瓣膜修复成形术+PTFE包裹用于45例浅静脉瓣膜功能不全和56例深静脉瓣膜功能不全者以来,陆续有不同学者不同医疗中心报道了该技术的可行性和疗效。值得注意的是,为了提高疗效,必须掌握缝合技术的准确性,术中应仔细辨认找到瓣膜附着线及交汇点,缝合必须精细,保证缝线在静脉壁内的瓣叶缘穿过。

4.2.4 静脉瓣膜部位的外包裹和缩窄术——间接瓣膜功能形态成形术

静脉管壁扩张引起管腔直径增加,瓣膜不能严密合拢,形成反

4

流。有的学者注意到有时可仅通过解剖过程中的静脉痉挛就可以使瓣膜功能恢复,由此启发人们使用静脉外包裹来缩小静脉周径以求恢复瓣膜功能。Dacron、Ptfe 和筋膜套都被用来作静脉外包裹材料,还有商品化出售的 Venocuff 可以被轻易地包绕在静脉周围直到瓣膜功能恢复。最初这些技术仅限于隐股静脉瓣膜处应用。1972年 Hallberg 首先报道用 Dacron 片包裹静脉瓣膜以缩窄扩张的静脉窦达到治疗目的。Jessup 则改用涤纶加固的硅酮套进行静脉管腔缩窄手术。国内张柏根等在瓣环下 2 mm 处自静脉后壁中点开始沿静脉壁两侧,分别缝至前壁将该瓣环缝线打结,使第 1 对瓣膜远心侧的静脉保持痉挛状态,口径缩窄约 1/3。与静脉外瓣膜修复术一样,该技术保持血管壁完整性,术后不需抗凝,但是包瓣材料的选择很重要,目前人造血管材料具有不会发生挛缩和变性的优势,远期疗效令人满意。该技术可以单独使用或在其他重建术式后辅助性使用。这些技术都取得了一定的临床效果,但均缺少长期疗效的报道。近期有引起血栓形成(缩窄过度)和复发(缩窄不够)的风险。

4.2.5 瓣膜替代法

4.2.5.1 带瓣膜的静脉段移植

带瓣膜的静脉段移植主要适用于瓣膜毁损严重而无法修复者。利用带瓣膜的肱静脉或腋静脉段移植于股浅静脉或腘静脉处进行瓣膜重建。自 1982 年 Taheri 首次报道 1 例自体带瓣膜静脉段移植于股浅静脉以治疗血栓形成后瓣膜反流的病例以来,至今已有多组的瓣膜移植疗效报道。超过 50% 的病例移植瓣膜可发挥功能数年,但 6~8 年随访结果显示仅有 30%~50% 的病例移植瓣膜仍有功能。此术式的缺点主要是肱或腋静脉段的管腔与股浅静脉或腘静脉管径相差较大,难以匹配,且这些静脉内瓣膜抗逆向压力比股浅静脉第 1 对瓣膜明显降低,术后出现血栓形成的危险较大,术中、术后需使用较大量的抗凝药物。

4.2.5.2 带瓣膜静脉段移位术

此术式适应证与静脉瓣膜移植术相同。方法是将瓣膜功能良好的大隐静脉(端端吻合)或股深静脉(端侧吻合)段移位于瓣膜关闭不全的股浅静脉上,以纠正股浅静脉反流,改善静脉瓣膜功能。术后患者需给予抗凝药物治疗及穿弹力袜治疗。此术式缺点是大隐静脉和股深静脉管径与股静脉差异以及股深静脉与股静脉瓣膜结构差异在术后易导致静脉曲张与反流。

4.2.6 深静脉瓣膜功能不全外科治疗的争议

近年来关于深静脉瓣膜修复重建术的意义和指征存在不少争议,许多学者提出瓣膜修复重建手术有无必要性的问题,有关深静脉功能不全的临床研究也大为减少,在 Pubmed 上搜索 2005 年有关深静脉瓣膜重建手术的文献有 26 篇,而到 2009 年仅搜索到 12 篇。Padberg 认为,合并浅、深静脉功能不全的病例,仅施以浅静脉手术就可达到改善临床症状和促进溃疡愈合的疗效。Ting 对 78 例 102条深静脉功能不全合并浅静脉功能不全的肢体,行大隐静脉高位结扎(不做大隐静脉抽剥)和小腿多切口曲张静脉切除术,采用空气体积描记仪(air plethysmography,APG)和彩超在术前和术后 1 个月对这些患肢进行检测并比较疗效。结果发现:静脉灌注指数(venous filling index,VFI)、射血分数(EF)和剩余容积分数(RVF)在术后 1 个月检测时均有显著改善,且 VFI 和 RVF 均值已达到正常值;彩超显示深静脉功能不全肢体所占的比例由术前的 70% 降至术后的 44%。因此,他认为对于合并深、浅静脉功能不全的肢体,浅静脉手术应作为一线治疗,而深静脉重建手术应待浅静脉手术疗效不佳时再进行。芬兰学者 Lehtola 等 2008 年报道了一组 43例深静脉重建病例结果,38 例获随访,随访时间 2.0~6.5 年,中位数 4.5 年。其中 12 例静脉内修复,7 例静脉外修复,14 例静脉移位,29 例带瓣膜移植。有 6 例需要重复多次手术。结果显示:4 年临床成功率 23%,溃疡治愈率 54%。瓣膜修复成形术后的瓣膜功能有效性最牢固,达 55%。移位术为 43%,瓣膜移植为 16%。结论是虽然瓣膜重建有效性可以接受,但总的临床效果并不令人满意。

Walsh 和 Sales 分别报道称90%以上的患者经大隐静脉切除术

后深静脉反流可被纠正。因此他们认为,浅静脉功能不全会导致深静脉内血流负荷增加,从而导致深静脉功能不全[所谓的"超负荷理论"(overload theory)]。另外,Shami 等的临床研究也发现,超过50%的静脉性溃疡患者仅有浅静脉功能不全,许多深静脉功能不全病例都合并存在浅静脉功能不全。通过超声检查,许多学者发现股总静脉反流与浅静脉功能不全常常同时存在。据估计约有20%的人群股总静脉内无瓣膜。由于股总静脉内无瓣膜,起始于股隐静脉连接处的逆向血流会导致深静脉反流,但这种反流不是由深静脉瓣膜功能不全引起。因此,许多学者认为,浅静脉手术不仅可以有效治疗浅静脉功能不全所致的慢性静脉功能不全,而且可以减少或消除浅静脉系统向深静脉的回流量,从而降低深静脉的容量和压力,改善深静脉功能,建议对于那些合并浅、深静脉功能不全的病例仅施以浅静脉手术就可达到改善临床症状和促进溃疡愈合的疗效。

尽管近年来对深静脉瓣膜修复成形的手术研究开展得比较少,但仍有许多学者坚持深静脉瓣膜重建手术的作用。Makarova 等从1 年内临床诊断为原发性 CVI 的1 879 例中,按严格标准选择出 168 例进行前瞻性随机对照研究,最终有 128 例接受了手术。这些病例分为临床进展型(即 5 年末临床分级升高 1 级以上者)和临床稳定型(即 5 年末临床分级无改变者),并随机分为两组。一组仅行浅静脉手术(大隐静脉高位结扎、抽剥、曲张静脉切除术),另一组在浅静脉手术基础上再加股静脉瓣膜修复成形术(Kistner 法)。术后均随访 7~8 年,最后完成统计的有 125 例。术后 1 个月及以后每年均进行一次彩色多普勒检查和临床体检,以比较两组疗效。结果表明,两组间的总疗效比较差异有统计学意义,而这种差异主要是临床进展型病例所致,因为不论行何种手术方式,临床稳定型病例之间的比较均无统计学意义。在仅行浅静脉手术组中,29 条肢体股静脉反流无改变,但 33 条肢体静脉反流加重,无一条表现出反流减轻。而在瓣膜修复组中,71.4%(45 条)的瓣膜功能保持良好,反流复发或加重仅占 28.6%(18 条),其中 12 条为反流消失后再次出现。修复瓣膜的肢体仅 8% 临床表现加重。他们的结论是,临床进展型 CVI 与股静脉反流与大隐静脉反流关系密切,对这些病例,浅静脉手术不能纠正股静脉反流,也不能防止其进一步发展。在浅静脉手术同时修复一对股静脉瓣膜可大大改善远期疗效,外科手术纠正股静脉瓣膜功能不全可改变原发性 CVI 的进程。Tripathi 等对 137 例(169 条肢体)CEAP 6 级,合并不愈合性静脉性溃疡者施行深静脉重建术,并经 2 年随访。结果显示,静脉外瓣膜修复成形术的肢体术后 2 年中 50% 溃疡愈合,瓣膜功能保持良好;静脉内瓣膜修复成形术的肢体术后 2 年溃疡愈合率为 67% ,79% 的瓣膜功能保持良好。作者认为,对保守治疗和浅静脉及交通静脉手术后静脉性溃疡仍不愈合的病例,深静脉重建术是有效的,特别是在促进溃疡愈合方面。

2009 年,Hardy 报道一组轻度-中度临床表现、无溃疡的 CVI 病例,分为浅静脉手术+深静脉瓣膜修复术与仅行浅静脉手术两组进行比较。术后 1 年和 10 年随访结果显示,联合手术组的动态静脉压比浅静脉手术组明显改善,平均下降 2 kPa(15 mmHg)。随访 2 年,修复的 11 个瓣膜中 9 个功能正常。对于术前 5 年内临床症状加重者,术后 7 年联合手术组临床症状改善率明显高于浅静脉手术组(80% 比 50% ,$P<0.01$)。但对于临床症状稳定病例,二组术后疗效无显著性差异(96% 比 90% ,$P>0.05$),这与 Makarova 报道的结果是一致的。Wang 等曾进行了一项前瞻性配对比较研究。对一组双下肢均为重度 CVI 的病例,双患肢各采取不同的手术方式,即一条患肢采用深静脉瓣膜重建术+浅静脉手术,另一条患肢仅采用浅静脉手术,进行术前后疗效对比。术后 1 年和 3 年的随访资料证实,经过深静脉瓣膜修复成形术的肢体,无论在症状缓解,还是在静脉反流度、静脉反流量以及 APG 各项指标和静脉功能不全评分方面均比对侧肢体有显著性改善。

Us 等 2007 年的临床研究也证实了静脉外瓣膜修复成形术+静脉外包裹术是治疗深静脉反流的有效技术,可有效降低溃疡复发率,提高瓣膜保持功能率。对于合并浅深静脉瓣膜功能不全和(或)交通静脉功能不全的病例,特别是临床分级重度(CEAP C4 以上)的病例,可对其行深静脉瓣膜修复成形术,可在浅静脉手术和(或)交通静脉结扎术后二期进行,也可同期进行。

　　上述这些争议其实并没有根本性和原则上的差异,而是各自看问题的出发点略有不同所致。深静脉功能不全会直接导致深静脉内血液反流。持续的深静脉反流是导致慢性静脉功能不全相关症状以及皮肤营养性改变的主要原因。深静脉反流可分为节段性反流和轴向反流。节段性反流是指反流仅节段性地累及大腿或小腿的深静脉系统。轴向反流是指自腹股沟至小腿间均存在连续性的反流。轴向反流可能仅累及深静脉系统,也可能通过交通静脉同时累及深、浅静脉系统。目前一致观点认为,反流累及范围越广泛,静脉疾病严重程度越重。有学者进一步分析了 Walsh 和 Sales 等的研究后发现,入组的患者中多数只是存在节段性的深静脉反流,而对于深静脉轴向反流的患者仅处理浅静脉或交通静脉并不能改善深静脉反流。另外,Padberg、Ting 等的研究也证实,浅静脉术后,深静脉节段性反流较易纠正而轴向反流难以纠正。

　　不管怎样,近年文献报道深静脉功能不全外科治疗的篇幅下降是事实,特别是重度深静脉瓣膜功能不全的病例在减少,这与浅静脉功能不全患者早诊断、早治疗、早期纠正浅静脉功能不全有直接关系,这是否也反证了浅静脉功能不全在深静脉功能不全发病中的作用?

　　直至今日,应该说,大多数学者对深静脉瓣膜功能不全的治疗已经有了一个基本的共识,即在治疗深静脉瓣膜功能不全时,应认识到不是所有的深静脉功能不全患肢都必须选择深静脉瓣膜重建术,否则可能会使一些能够经过简单的浅静脉手术即可改善深静脉功能的病例不必要地接受了更复杂和创伤较大的深静脉瓣膜重建术。对于深、浅静脉均存在反流的患者,应先纠正浅静脉反流,单纯处理交通静脉是否有效,目前仍有争议。当浅静脉反流与交通静脉反流纠正后,临床症状仍无改善时方可考虑手术纠正深静脉反流。纠正深静脉轴向反流时,踝关节平面以上的反流均应纠正,否则术后患者症状难以改善。

4.2.7　深静脉瓣膜功能的研究进展和展望

　　虽然深静脉功能不全患者能够从瓣膜成形术、静脉移位术、带瓣静脉移植术、瓣膜再造术中获益,但大多数下肢深静脉功能不全的患者尤其是继发性瓣膜功能不全的患者并不适合进行上述手术治疗,而且多数研究数据表明瓣膜成形术、静脉移位术、带瓣静脉移植术等手术创伤大、短期与长期效果并不理想,术后常会出现病变节段静脉再次扩张、瓣膜功能不全、血栓形成等,从而导致手术失败。

　　近年来瓣膜重建研究的热点转移到新瓣膜的研制,尚多处于实验研究阶段,有几个研究途径尝试解决替代静脉瓣膜的问题,旨在研制出安全、持久、有效的瓣膜替代物,进行瓣膜移植,治疗那些不可用瓣膜的病例:①原位新瓣膜形成;②带支架的静脉瓣膜段移植;③不锈钢或铂制成的人工瓣膜移植;④人工瓣膜上覆盖一层带有自体细胞的异体物质;⑤冷冻保存的同种异体肺心瓣膜移植;⑥冷冻保存的同种异体静脉瓣膜移植。

　　1981 年,Charles Dotter 等率先采用经皮放置带人造瓣膜静脉支架治疗深静脉功能不全。经皮放置带人造瓣膜静脉支架手术创伤小,可以准确将带瓣膜支架放置在目的区域,因此成为近年来研究的热点。许多学者研制出不同材料、不同类型的带人造瓣膜静脉支架,但其中绝大多数都仅停留在动物实验阶段,目前仅有少数带人造瓣膜静脉支架在人体内进行了实验验证。带人造瓣膜静脉支架由金属支架和瓣膜叶片组成。金属支架为瓣膜提供了外部框架,阻止静脉阶段的过度扩张,防止术后瓣膜功能不全。多数支架由镍金属或不锈钢材料制成,为管状结构。支架带有倒刺可以很好地将其固定于静脉壁,确保瓣膜装置位置准确,防止移位。Serino 和 Gale 等报道了经皮带人造瓣膜静脉支架置入术的一期临床试验结果。该人造瓣膜是将戊二醛固定的牛静脉瓣膜固定在镍金属支架上,通过 18 F 的鞘管将带人造瓣膜静脉支架置入 5 例静脉性溃疡患者的股深静脉中。但结果显示该移植物并不适合在静脉内使用,患者术

4

后采取了足够的抗凝治疗措施,但仍有 4 例患者植入的瓣膜内形成血栓,1 例患者的植入物脱落并且导致肺动脉栓塞。Pavcnik 等近年来在带瓣膜静脉支架的研制方面取得了大量成果。Pavcnik 等共研制了三代带瓣膜静脉支架[生物静脉瓣膜(biological vein valve, BVV)]代号 BVV1、BVV2、BVV3。三代支架均采用小肠黏膜下层(small intestine submucosa, SIS)材料制成静脉瓣膜,然后固定于 3 种不同类型的支架上。SIS 是一种无细胞、无免疫原、可降解的、异体、胶原性的生物材料,该材料来源于猪小肠黏膜下层。SIS 是以胶原为基础的细胞外基质材料,它可为细胞的爬入和种植提供骨架。2002 年,关于 BVV1 在羊体内进行了实验,结果显示术后 6 个月瓣膜通畅率及功能完好率达 88%。BVV2 是在 BVV1 基础上对支架进行改进以避免植入过程中瓣膜的移位和倾斜。2004—2005 年间进行的动物实验结果表明,BVV2 抗反流成功率达 92%。

第三代的瓣膜代号为 BVV3,BVV3 可阻止瓣膜叶片游离缘与静脉壁的接触从而保证瓣膜闭合良好。BVV3 的支架部分由激光切割的镍金属制成,其中有 4 个倒刺固定瓣膜。支架上的标志也保证了装置植入位置的准确性。关于 BVV3 进行了为期 1 年的临床研究。该研究共有 15 例症状严重的并且经手术治疗失败的深静脉功能不全患者参与(其中 8 例为静脉性溃疡)。BVV3 经 12 F 鞘管置入患者股静脉内。术后 12 个月随访发现,无瓣膜移位,有 11 例瓣膜仍通畅,9 例患者的植入瓣膜功能完好。瓣膜叶片增厚、僵硬(瓣膜无血栓形成)导致了瓣膜不同程度的反流和功能不全。从临床效果来看,15 例患者中有 12 例在术后以及术后 3 个月临床症状明显改善,术后 12 个月时仍有 9 例患者临床症状明显改善。8 例术前存在静脉性溃疡的患者中有 3 例溃疡愈合,4 例溃疡明显好转。15 例患者的临床症状在接受静脉瓣膜植入术后均未较术前加重。目前来自动物及人体内的实验数据均显示现有带人造瓣膜静脉支架短期效果理想,但长期效果均不佳。带人造瓣膜静脉支架术后失败的最常见原因是瓣膜部位血栓形成。带人造瓣膜静脉支架效果不理想多数情况下与瓣膜材料有关。目前可用于制造瓣膜的材料包括金属、涤纶（dacron）、小肠黏膜下层（SIS）、聚四氟乙烯（polytetrafluoroethylene，PTEF）、戊二醛固定后的异种瓣膜以及冷冻保存的同种瓣膜。研究显示，生物材料制成的瓣膜比人工合成材料制成的瓣膜更有优势，因生物材料制成瓣膜置入静脉后能够更快更好地完成内皮化，从而减少免疫反应，易于与静脉壁融合，不易感染。目前普遍公认的最好的瓣膜材料是内皮覆盖完整的自体带瓣静脉，但研究发现，冷冻处理后的静脉组织会出现内皮损伤，并且静脉壁还会出现退化从而导致瓣膜失去功能。Pavcnik 等采用经冻干或脱水处理的 SIS 材料制成的静脉瓣膜不易形成血栓，但不足之处是 SIS 材料会出现纤维化改变以及新生内膜的过度增生，这些可导致瓣膜叶片变厚、变硬，从而导致瓣膜功能不全。

除此之外，支架倾斜、移位、瓣膜通畅情况、瓣膜功能情况、局部炎症等均是影响术后远期疗效的重要因素。因此未来带人造瓣膜静脉支架的设计需要减小整个装置收缩后的直径，从而使得带人造瓣膜静脉支架可以顺利置入直径小于 2 mm 的静脉中，而且还应优化支架的固定方式，避免瓣膜移位和瓣膜周围内漏。人造瓣膜可采用合成材料或生物材料，这些材料应具备无免疫原性、不易形成血栓等特点，并且应保证瓣膜功能应持久稳定，在不同的生理状态下均能保持正常功能。

4.3 交通静脉手术治疗

早在 19 世纪 60 年代，John Gay 就认识到下肢静脉性溃疡中存在交通静脉功能不全现象。目前虽尚存在一些争论，但大多数学者仍持认可态度。功能正常的交通静脉由于瓣膜的作用，可保证由下肢浅静脉系统向深静脉系统的单向引流；而当其功能不全时，下肢深静脉的血流就会通过功能不全的交通静脉逆流入浅静脉，引起小腿浅静脉淤血，组织缺氧，导致相应的皮肤改变。有报道，CVI 肢体 CEAP 分级与小腿交通静脉数量和直径呈正相关，特别是那些存在双向血流（功能不全）的交通静脉。小腿交通静脉数量、直径的增

4

加和功能不全在 CVI 的发展和静脉性溃疡的形成中起着重要作用。因此,交通静脉功能不全的外科治疗就成为治疗慢性静脉性溃疡的重要手段,目的是阻断交通静脉内的异常反流,从血流动力学方面改善交通静脉功能。传统的深筋膜下交通支静脉结扎术,即 Linton 手术因创伤大,有手术切口愈合延迟、创面感染、皮肤坏死等并发症,现已较少应用。内镜筋膜下交通静脉结扎术(subfascial endoscopic perforator surgery,SEPS)具有安全、微创、并发症少和下肢静脉性溃疡愈合快的优点,现已在临床广为应用。

4.3.1 交通支静脉的作用和病变

交通支静脉功能不全在下肢静脉曲张中占有重要地位,但在治疗下肢静脉性溃疡时,是否要处理功能不全的交通支静脉仍有争论。因为即便是经卧床休息、抬高患肢等非手术治疗,大多数下肢静脉性溃疡可以愈合。

正常情况下,交通支静脉的功能是将浅静脉系统的血液向深静脉系统引流,进而向心脏回流。但当存在浅静脉反流时,交通支静脉却发挥着重要的作用。这可以分为两个方面,首先,在交通支静脉正常时,浅静脉反流发生后,通过功能正常的交通支静脉,向深静脉系统引流的血流量增多,可以引起静脉高压,深静脉扩张,从而发生深静脉功能不全;另一方面,如果交通支静脉功能不全,下肢深静脉系统的血液就会经过交通支静脉,向浅静脉系统异常逆流,引起小腿静脉淤血。Nelzen 发现,随着交通支静脉的数目增多,慢性静脉功能不全的皮肤营养性变化的程度加重;而且交通支静脉的直径越大,静脉性病变的程度越重。增大而且功能不全的下肢交通支静脉常常是下肢静脉曲张复发的原因,并将导致局部微循环改变,血液含氧量降低,白细胞附壁和渗出,皮肤营养障碍,进而出现下肢静脉性溃疡不愈合或愈合困难。由于踝上足靴区离心脏最远,承受的压力最高,又有恒定的交通支静脉,此时交通支静脉功能不全对足靴区的皮肤特别有害。另外在 CVI 时,深静脉、浅静脉、交通支静脉和肌肉静脉的病变互相影响、叠加,使静脉病变加重。例如,下肢静脉性溃疡可由单一静脉系统功能不全引起,但更多是多个静脉系统的功能不全共同作用的结果。Nicolaides 的研究表明,下肢静脉性溃疡的发生率在仅有浅静脉反流时为 6%;浅静脉反流伴有交通支静脉功能不全时,溃疡的发生率升至 30%;在深静脉和浅静脉均有反流,但没有交通支静脉功能不全时,溃疡的发生率为 33%,而在深静脉和浅静脉均有反流,并伴有交通支静脉功能不全时,下肢静脉性溃疡的发生率为 47%。有研究分析下肢静脉性溃疡术后复发的病例,这些病例术前有严重深静脉反流、静脉曲张和交通支静脉功能不全,手术方式为浅静脉结扎、抽剥和 SEPS,不包括深静脉瓣膜功能重建。术后多普勒显像发现交通支静脉的存在,而这些交通支静脉是术前多普勒显像和 SEPS 时并未探查到的。他们认为,这些交通支静脉的产生,可能是未重建深静脉功能的结果。因此,对 CVD 的治疗应该全面地处理深静脉、浅静脉和交通支静脉,综合进行大隐静脉高位结扎和抽剥、深静脉瓣膜修复和 SEPS。Kistner 也认为,要修复深静脉瓣膜以重建深静脉功能,必须同时治疗浅静脉和交通支静脉功能不全,这样才能有效地减少下肢溃疡复发。

4.3.2 内镜筋膜下交通静脉结扎术

1938 年,Linton 首先采用开放性交通静脉结扎手术治疗静脉性溃疡,是最早的针对交通静脉功能不全的外科治疗,初步达到了促进下肢静脉性溃疡愈合的目的。经典 Linton 术式需要取 3 个长切口:内侧、前外侧、后外侧纵切口,然后进行筋膜下交通静脉结扎。该术式具有显著的缺点:手术创伤极大;切口并发症多,发生率高,常发生切口感染,皮肤坏死。1953 年,Linton 对术式进行了改良,只取小腿内侧从内踝至膝水平的一个长切口进行筋膜下交通静脉结扎。此改良术式使手术创伤减少,但切口并发症发生率仍高,且住院时间延长。在改良式 Linton 手术的基础上,许多学者进行了不断的改进以图降低创面并发症。Cockett 建议深筋膜上结扎交通静脉。DePalma 应用沿小腿皮纹方向取多个平衡切口的方法,进行筋膜下或筋膜上交通静脉结扎。1976 年,Edwards 设计了一个静脉切

4

除器,首先从膝水平下小腿内侧切口进入筋膜下或筋膜外,向踝水平推进,沿途切除功能不全的交通静脉。然而,这些手术方法的共同缺点就是创伤大,切口并发症多。1985 年 Hauer 首先成功将腔镜引入静脉外科手术,开展了内镜筋膜下交通静脉结扎术(SEPS)。该术式切口小,远离溃疡皮肤,可有效降低切口并发症。SEPS 主要有两种术式:①Bergan 改良术式。应用单个内镜(如奥林巴斯内镜,Olympus endoscope)。内镜外径 16 mm 或 22 mm,可提供 85°角视野,工作隧道为 8.5 mm×6.0 mm,工作长度可达 20 cm。可不应用 CO_2 充气而直接进行手术操作。②O'Donnell 等提出的另一个改进术式。应用两个内镜(10 mm 或更小),一个提供光源并充气,CO_2 压力维持约 4 kPa(30 mmHg);一个用于操作。术中患肢驱血,大腿上充气止血带,压力 40 kPa(300 mmHg)。Allen 等创用 Fogarty 球囊扩张器以分离筋膜下空间。术中可用电凝切断,也可钛夹后切断交通静脉。切除病变交通静脉后,撤出仪器;放开充气止血带,驱走 CO_2;关闭切口,患肢加压包扎;术后抬高患肢 3 h 即可下床活动。1999 年,Padberg 等提出整合切口的方法。常规大隐静脉高位结扎抽剥后,在膝水平下内侧设计一个切口,可作为隐静脉抽剥的出口,也可作为内镜的入口。这个切口也可提供顺便切除扩张的静脉团及顺便结扎膝水平下方的交通静脉。并且提出不常规应用大腿止血带,临床疗效良好。

4.3.2.1　内镜筋膜下交通静脉结扎术的疗效

自 SEPS 应用于临床治疗交通静脉功能不全以后,在治疗效果上已完全可以与 Linton 术相媲美,且具有安全、微创、操作简便和并发症少等优点,该项微创技术已成为治疗静脉性溃疡的首选方法而被广泛应用。Jugenheimer 等应用 SEPS 治疗静脉性溃疡患肢 103 条,平均随访时间 27 个月,切口并发症发生率仅 3%(3/103),无一例患肢溃疡复发。Gloviczki 等应用 SEPS 治疗静脉性溃疡患肢 146 条,平均随访 24 个月,切口并发症发生率 6%(9/146),溃疡愈合率 84%,患肢溃疡复发率 21%(26/146),累积溃疡复发率在 1 年、2 年分别为 16%、28%。2004 年 TenBrook 等进行了一系列的 SEPS 文献复习并进行了 Faeta 分析。从 Medline 搜索到相关文献 112 篇,其中英文文献 78 篇,去除同一中心相近似文献,获得 20 篇统计文献。其中 1 篇为随机研究,其余 19 篇为系列病例分析。结果共有 1 031 例 1 140 条患肢接受 SEPS 治疗。所有患肢均为症状性下肢 CVI,包括 CEAP 分级 C2 ~ C6。526 条患肢(46%)为活动性溃疡,70% 为 C5 ~ C6。溃疡大小 2.8 ~ 9.0 cm,平均 6 cm,溃疡持续时间 8 ~ 144 个月,平均 29 个月。CEAP 分类中,63% 为继发原因(Es),56% 为存在深静脉功能不全(Ad),12% 为阻塞性病因(Po)。67% 患者同时接受大隐静脉结扎抽剥术。术后溃疡愈合率 88%;平均随访 21 个月,溃疡复发率 13%。溃疡复发高危因素包括残留交通静脉功能不全、存在阻塞因素、继发性病因及溃疡直径 >2 cm。有人将 SEPS 与 Linton 开放手术的疗效进行了对比,发现 SEPS 在治疗静脉性溃疡方面完全达到,甚至超过 Linton 手术的疗效。但更重要的是,SEPS 手术的切口并发症大大少于 Linton 手术,这也是 SEPE 具有较强生命力和较大应用范围的原因。Sybrandy 等经过长期随访发现 SEPS 与 Linton 两种手术方式术后溃疡愈合率接近,但 Linton 组溃疡复发率为 22%,而 SEPS 组为 12%。Pierik 等进行了 SEPS 与 Linton 开放术式的对比研究,证实 Linton 开放术式引致的切口并发症发生率高达 53%,而 SEPS 无任何切口并发症。Stuart 等对比了 37 例 Linton 开放式与 30 例 SEPS 术式,结果显示 SEPS 术式无一例发生切口并发症,Linton 开放式则发生了 9 例。但在隐神经损伤、DVT、腹股沟区创面、二次住院率方面,两者是相近的。相比之下,SEPS 治疗静脉性溃疡具有较高的溃疡治愈率、较少的切口并发症,但也有一定的溃疡复发率。

4.3.2.2 内镜筋膜下交通静脉结扎术的血流动力学意义

对于交通静脉功能不全的血流动力学意义仍存在争议,以至于对 SEPS 的作用也存在不同意见。一些研究者报道交通静脉功能不全与静脉高压无关。而另一些研究者则意见相反,认为交通静脉的作用非常重要。近年来有研究报道,交通静脉中的反流仅见于少于 3% 的 CVI 患者。虽然交通静脉系统在症状和体征发展中的作用尚

4

不明确,但其数量和直径都是随着 CVI 的加重而增加。而且,最近的一项研究发现溃疡患者交通静脉中的外向血流持续时间长于较轻的 CVI 患者。遗憾的是,大多数研究并无报道交通静脉状况,因此,有关这些静脉在静脉性溃疡形成中的作用无法得出结论。在少数进行了交通静脉检查的研究中,交通静脉反流仅发生在 3.3% 的溃疡肢体中。

在存在静脉性溃疡和浅静脉反流的患者当中,如果深静脉系统功能良好,则纠正浅静脉反流会使功能不全的交通静脉数量和直径明显下降。与此相反,如果深静脉功能不全,则纠正浅静脉反流在大多数病例中并不能纠正交通静脉的外向血流。这也许可以用来解释为什么在那些只存在交通静脉及浅静脉功能不全的病例中,施行浅静脉切除术后溃疡的愈合率高。同时这也说明在有深静脉反流的患者中,浅静脉抽剥不足以降低静脉高压和促使溃疡愈合。一些研究报道浅静脉手术加 SEPS 手术可以获得良好的早中期效果,尤其在深静脉功能健全是更为明显。但深静脉功能不全时,溃疡的愈合率明显降低,复发率明显升高,这种情况更易于发生于 DVT 后遗症的肢体。SEPS 术后患肢临床表现有明显改善,尤其是静脉性溃疡愈合率较高,但肢体的血流动力学指标是否也有改变呢?Schanzer 等对 22 位交通静脉结扎患者应用动态静脉压(AVP)测量证实了下肢血流动力学显著改善,与临床疗效呈正相关。Padberg 等应用 APG 评估 SEPS 术后血流动力学变化,结果显示,静脉灌注指数(VFI)、剩余容积分数(RVF)术后明显下降。射血分数(EF)则明显上升。临床评分由(10.0±1.0)下降到(1.5±1.0)。Mendes 等对 21 例 24 条患肢(浅静脉合并交通静脉功能不全而无深静脉功能不全)SEPS 术后进行血流动力学评估,平均随访 18.3 个月,结果显示,术前检测到的功能不全的交通静脉有 71% 消失了,VFI 和 RVF 明显下降,EF 明显上升。临床评分由(5.3±1.9)下降到(1.4±1.2)。这几组都同时采用了浅静脉手术和(或)深静脉瓣膜修复手术,因此这些手术后的血流动力学改变可能并不完全是 SEPS 的作用。Wang 曾对 SEPS 治疗的 51 例 64 条重度 CVI 肢体进行了血流动力学评估。术中同期行浅静脉和深静脉瓣膜修复手术。结果与 Padberg 和 Mendes 的报道一样。但具体分析后发现:VFI 主要与静脉瓣膜功能有关,未行深静脉瓣膜修复的肢体,手术前后 VFI 并无差别,从而证实 VFI 的下降应主要与深静脉瓣膜修复术有关,与 SEPS 无关。而 RVF 的下降与 EF 的升高则与 SEPE 有关。SEPS 可有效减少下肢静脉剩余容量,增强小腿肌泵收缩功能,促进静脉回流,使深静脉逆流入浅静脉系统的血量明显减少。在小腿肌肉充分收缩后,小腿内静脉滞留量较术前减少,有助于减轻静脉淤血,改善微循环。另一方面,使曲张浅静脉丛中的血液汇入深静脉量减少,减轻深静脉扩张程度。在腓肠肌收缩后,深静脉内残余血量减少,也使再逆流入浅静脉的血液更加减少,这些均有助于皮肤微循环改善和溃疡的愈合。但有报道动态静脉压(AVP)在浅静脉手术和 SEPS 后均能减少,并无显著性差异,且除肌泵功能改善外,其余血流动力学指标并无改善。许多研究均表明,交通静脉结扎所产生的血流动力学效应仍不确定,还需用更准确的方法进行评估。这也是人们对于交通静脉结扎治疗静脉性溃疡是否有效的争议来由之一。但不管怎样,SEPS 可显著持久减轻症状,迅速促进溃疡愈合,这是不争的事实。目前的研究普遍证实静脉性溃疡患肢多数存在交通静脉功能不全,而大多数交通静脉功能不全患者同时合并浅、深静脉功能不全。因此,SEPS 治疗静脉性溃疡是具有确切疗效的。然而,对于交通静脉外科手术的血流动力学依据乃至更深层的治疗机制仍是我们需要解决的问题。

4.3.2.3 内镜筋膜下交通静脉结扎术的适应证

既然在静脉性溃疡发病中存在争议,关于 SEPS 的手术适应证当然存在有不同的声音。如 SEPS 的手术适应证是否仅为静脉性溃疡?是否检查发现功能不全的下肢交通支静脉时就应做 SEPS?没有皮肤营养性变化的病例是否需行 SEPS?Pierik 等主张 SEPS 的手术适应证只是严重的慢性静脉功能不全,CEAP 分类 4 级以上,即活动性溃疡(C6),愈合后的溃疡(C5)、皮肤色素沉着、疼痛、皮肤和皮下组织硬结(C4)的病例;Nelzen 认为,由于增大而且功能不全的下

4

肢交通支静脉常常是下肢静脉曲张复发的原因,并将导致下肢静脉性溃疡不愈合或愈合困难,所以必须结扎直径>2 mm 的交通支静脉。而 Stuart 等认为,SEPS 应作为下肢静脉曲张常规治疗的组成部分,C2 和 C3 的患者也具有 SEPS 的手术适应证。

由于下肢静脉曲张、静脉性溃疡是下肢慢性静脉功能不全的表现,而下肢慢性静脉功能不全可以分别只是浅静脉系统、深静脉系统或交通支静脉系统的功能不全,也可以是浅、深和交通支静脉系统的功能不全兼而有之,故应根据具体情况选择手术治疗方法。尽管交通支静脉功能不全是下肢慢性静脉功能不全的重要因素,但对没有皮肤营养性变化或皮肤病变较轻的病例均施行 SEPS 并不恰当。将 SEPS 作为预防下肢静脉曲张复发或下肢静脉性溃疡的手段并不可取,而且 SEPS 也增加了患者的负担。目前认为,对深静脉反流Ⅰ～Ⅱ级,CEAP 分级为 1～3 级的病例行浅静脉手术,即大隐静脉高位结扎和抽剥、经皮小腿曲张浅静脉连续环形缝扎术;对存在深静脉反流Ⅲ～Ⅳ级的病例加行股静脉瓣膜外修复成形术;对深静脉反流Ⅰ～Ⅱ级,CEAP 分级为 4～6 级的病例行浅静脉手术和SEPS;而对深静脉反流Ⅲ～Ⅳ级、CEAP 分级为 4～6 级的病例同时进行浅静脉手术、深静脉瓣膜修复和 SEPS 治疗可能是一种较好的选择。对于有下肢静脉手术史,而静脉性溃疡不愈合或愈合后又复发的病例,SEPS 是首选的治疗方法。术前应做顺行性静脉造影,如发现深静脉反流Ⅲ级以上时,须同时行深静脉瓣膜修复术。

4.3.2.4　内镜筋膜下交通静脉结扎术基本操作

SEPS 即是利用内镜设备在远离脂质硬化的皮肤或溃疡处做小切口对功能不全的交通静脉进行处理。相对于传统的 Linton 术式安全性大大提高。早期的 SEPs 一般通过打两个孔进行操作。一个直径 10 mm 的孔置入摄像设备,一个 5 mm 的孔置入手术操作设备。目前 SEPS 已可以在一个孔内完成进一步减少了手术创伤。术前先使用止血带扎住大腿充气 40 kPa(300 mmHg)驱血,随后在距胫骨粗隆 10 cm 处的小腿内侧健康皮肤钻孔。所谓钻孔是指纵向切开皮肤,分离皮下组织至筋膜。切口要避免过大以免操作过程中漏气并影响手术视野。筋膜下隙注入 CO_2，压力达到 4 kPa（30 mmHg），通过操作杆置入内镜钳,钝性分离小腿肌肉筋膜间的疏松结缔组织,分离过程中寻找功能不全的交通支,胫后穿通支常位于深后室、胫旁筋膜后或肌间隔;多数近端胫旁穿通支看得比较清楚;暴露比目鱼肌内侧时,必须靠近胫骨才做以避免损伤胫后血管和神经。若是踝关节后部穿通支必须通过单独切口行开放手术处理。功能不全的交通支可以结扎或切断,根据术者习惯不同可以用金属钛夹、电刀切割或者超声刀,目前超声刀较为常用。术后结束后,取出操作杆和摄像设备和止血带,将 CO_2 从筋膜下挤出,闭合切口,加压绷带包扎患肢。如果在 SEPS 同时行曲张静脉点状抽剥,则不要松止血带以便控制出血。

4.3.2.5　溃疡周围的浅静脉缝扎

静脉性溃疡形成往往是浅静脉曲张、深静脉反流和交通支反流 3 个因素共同参与的结果。由于血液不能有效回流,局部静脉血液淤滞,组织代谢产物在局部长期聚积,刺激皮肤发生淤积性皮炎,皮炎逐渐加重,皮肤溃烂形成溃疡。SEPS 是治疗交通支静脉瓣膜功能不全的有效手段,但对于溃疡周围有明显浅静脉曲张的患者。SEPS 仍然不能很好地解决局部静脉血液淤滞的问题。由于溃疡周围都有严重的淤积性皮炎,不允许应用常规浅静脉抽剥或切除的方式来去除曲张的浅静脉,而溃疡周围环缝术是解决这个问题的有效方法。沿溃疡的边界做环形缝扎,可以减轻溃疡局部的静脉淤血,降低静脉高压,是处理静脉性溃疡时很有帮助的辅助手术。因此,将 SEPS 和传统的溃疡周围环缝方法结合应用,能够将形成溃疡的因素较好地去除,两种术式联合应用其溃疡愈合时间较单独应用明显缩短。

4.4　游离植皮或游离皮瓣移植

对巨大溃疡,经上述方法治疗后,还可同时或延迟行游离植皮或游离皮瓣移植,以加速溃疡的愈合。因溃疡病程长而面积大时,

4

瘢痕多、底面纤维化,难以愈合,植皮前应清创,手术切除溃疡,待溃疡面清洁,肉芽新鲜生长良好时,进行植皮覆盖创面。

4.5　保守治疗

　　保守治疗包括卧床休息、抬高患肢、局部换药等,有不少作者认为,非手术治疗也可使大多数溃疡愈合,虽然复发率很高。①抬高患肢:太高患肢以促进静脉血液回流,减轻静脉淤血和水肿,使溃疡创面的渗出减少,有利于溃疡愈合。②控制感染:急性炎症时适当加用抗生素。病原菌往往是金黄色葡萄球菌和溶血性链球菌。如果出现感染,全身应用抗生素,亦可做细菌培养及药敏试验,根据药敏试验结果应用抗生素。

4.6　溃疡创面处理

　　溃疡创面处理是治疗下肢静脉性溃疡的重要环节。在对因治疗的同时,局部换药创造良好创面愈合环境是必不可少的治疗。溃疡创面宜先用生理盐水清洁,根据具体情况采用干的、湿的或半通透的敷料(semipermeable dressing),创面渗出较多时应用干敷料,干敷料可吸收分泌物而为创面创造一个干燥环境,使创面清洁、减少外界接触而降低感染的机会,促进溃疡愈合。但由于创面渗出物脱水、形成痂皮是创面愈合的天然屏障,表皮细胞在痂皮下移动缓慢,延缓了创面愈合,故可能湿润环境更有利于创面愈合。另外,创面的新生毛细血管的增生随创面大气含氧量的降低而增加,因此,为创面创造一个湿润而无大气氧的愈合环境,有利于创面毛细血管增生,避免结痂,加快表皮细胞移动,促进溃疡创面愈合。湿润创面也可保护肉芽颗粒,不因更换敷料而撕裂新生组织,有助于创面早日上皮化。

4.7 药物治疗

针对慢性静脉功能不全(CVI)静脉性溃疡的药物治疗有多种方法,药物治疗旨在缓解症状。在改善微循环方面具有重要作用。用于治疗 CVI 的药物可分为:静脉活性药物和非静脉活性药物。静脉活性药物可以改善毛细血管通透性或静脉张力,可有效治疗慢性静脉高压。静脉活性药物又可分为两类:天然药物和人工合成药物。一项 Cochrane 系统(共包括44项研究)评价结果显示,静脉活性药物对于疼痛、肌肉痉挛、沉重感、肿胀感、感觉异常、不宁腿等症状,以及水肿、皮肤营养性改变的治疗效果明显优于安慰剂,但静脉活性药物在改善瘙痒方面与安慰剂相比差异无统计学意义。

4.7.1 药物治疗的作用机制

CVI 的病因主要有两点:一是下肢静脉血流异常导致静脉压升高;二是静脉压升高后导致静脉系统出现炎症级联反应。另外,在微循环方面,白细胞的聚集以及白细胞与血管内皮的相互作用导致了皮肤病变及下肢溃疡。药物治疗正是以上述发病机制为靶点,有效改善因下肢静脉疾病而导致的各种症状及下肢水肿、溃疡等。药物治疗的具体作用机制如下。

(1)增加血管张力 许多血管活性药物是通过作用于去甲肾上腺通路来起到增加静脉张力的作用。主要包括微粒化纯化黄酮制剂(micronized purified flavonoids,MPFF)和曲克芦丁。

(2)改变毛细血管阻力 研究发现,一些静脉活性药物可以增加毛细血管阻力,降低毛细血管通透性。这些药物包括 MPFF、芦丁、七叶树皂苷、假叶树提取物、前花青素、羟苯磺酸钙。

(3)改善淋巴回流 单用香豆素或香豆素联合芦丁可以促进淋巴回流,并通过促进蛋白质水解来减轻高蛋白水肿。MPFF 和羟苯磺酸钙可促进淋巴回流,而 MPFF 还能增加淋巴管的数量。

(4)纠正血流动力学异常 血流动力学的改变是下肢静脉疾

4

病的一个重要特点,其产生是因炎症导致血浆容量减少和纤维蛋白原增多从而导致血液黏度增加。另外,小静脉内大量红细胞的聚集可减少小静脉内的血流量,影响血液运输氧的功能。血液黏度和红细胞聚集的程度随疾病的严重程度而增加。银杏提取物可以抑制红细胞的聚集,MPFF 和羟苯磺酸钙可以降低血液黏度。

(5)抑制炎症反应　炎症在下肢慢性静脉疾病的发病过程中起重要作用。但目前诸多静脉活性药物中,仅 MPFF 经相关实验研究证实具有抗炎作用。

4.7.2　药物治疗的临床应用

(1)MPFF　在 CVI 的治疗中最为常用,其可能的作用机制包括:通过去甲肾上腺素通路来增加静脉张力、抑制白细胞的黏附和激活从而抑制炎症的发生、抑制血小板的功能、促进淋巴回流。大量研究证实 MPFF 可以有效改善下肢静脉疾病的症状。一项欧洲的大型研究——"RELIEF"研究结果显示 MPFF 可显著改善患者症状、下肢水肿、CEAP 分期和生活质量。另一项双盲研究结果显示,MPFF 联合压迫疗法可以加快患者溃疡的愈合。Smith 通过对 5 项随机研究(共 723 例受试患者)进行荟萃分析发现,使用 MPFF 治疗后患者溃疡愈合率增加了 32%,平均愈合时间为 16 周,而对照组平均愈合时间为 21 周。

(2)曲克芦丁和芦丁　可减轻静脉疾病的症状(尤其是肿胀),并可改善静脉血流动力学。与安慰剂相比,芦丁可有效改善患者下肢沉重感。芦丁还可有效改善孕妇静脉曲张的相关症状。

(3)香豆素　单用或与其他静脉活性药物联合应用可以有效治疗淋巴水肿。但是该药肝毒性限制了其应用。

(4)羟苯磺酸钙　是人工合成的药物,作用于毛细血管内皮细胞,可减少内皮细胞的通透性、抑制血小板聚集、增加红细胞的顺应性、促进淋巴回流、提高静脉张力,从而有效改善患者症状、减轻下肢水肿。但羟苯磺酸钙在个别患者服用过程中可能导致粒细胞缺乏症,使其临床应用受到了一定的限制。

（5）非静脉活性药物　仅用于静脉性溃疡的治疗,这些药物包括：己酮可可碱、司坦唑醇(康力龙)、麦角胺、前列腺素、阿司匹林。相关研究证实,己酮可可碱可以加速溃疡愈合并提高纤溶活性。一项 Cochrane 系统评价显示,己酮可可碱配合压迫疗法可有效治疗慢性静脉性溃疡,但是该药物不良反应也比较明显,包括水肿、消化不良、抑郁、腹泻等。

（6）阿司匹林　可减轻患者的高凝状态,促进溃疡愈合。应选用肠溶性制剂,甚至缓释型制剂,以减少对胃的刺激,避免消化道出血的发生。

（7）利尿剂　也可用于水肿患者,但是对于 CVI 患者利尿剂作用较小,它适合于严重水肿患者短期使用或慢性充血性心力衰竭患者长期使用,但是使用时必须谨慎,无慢性容量负荷过重的患者长期使用利尿剂,可能会导致低血量容量和代谢性疾病等并发症。

另外,针对维生素 A 缺乏、微量元素缺乏、营养不良,糖尿病、心脏病等,采取相应的药物治疗。

目前仍无哪种静脉活性药物经过大规模随机对照研究证实其疗效,因此静脉活性药物的相关应用仍无高质量的证据支持。美国静脉论坛指南强烈推荐采用 MPFF 或己酮可可碱联合压迫疗法治疗静脉性溃疡(溃疡面积 5 ~ 10 cm^2)。马栗树籽提取物和假叶树提取物也可有效改善下肢慢性静脉疾病相关症状及下肢水肿,但与 MPFF 和芦丁相比,其相关研究证据的数量和质量较为逊色;而且这两种药物缺乏实用安全性方面的相关研究,各种药物应有效改善下肢慢性静脉疾病的症状,并且尽量避免不良反应的出现是药物治疗的首要目标。虽然目前有很多关于静脉活性药物对于 CVI 疗效的研究,但这些研究中仍有很多不足之处。例如：研究规模较小;静脉疾病的症状之中水肿和疼痛的程度通常难以客观衡量;不同研究之间的异质性使得不同研究结果之间存在一定的偏倚等。此外,许多治疗静脉疾病药物的相关研究都是在 20 世纪 80 年代或更早时间进行的,这些研究结果对于目前临床应用的意义也是不明确的。因此,关于下肢慢性静脉疾病药物治疗的确切机制、疗效、安全性等问

4

题还需要大规模的前瞻性随机对照研究来进一步证实。

4.8 个体化治疗

对于存在 CVD,无论是单一的浅静脉系统、深静脉系统或是交通支静脉系统,还是合并多个静脉系统血流动力学异常的下肢静脉性溃疡患者,不能仅着眼于静脉性溃疡本身,更要重视纠正血流动力学异常,这是治愈静脉性溃疡,并获得长期疗效的基本前提。因而应分析造成下肢静脉性溃疡的病因,根据具体情况,综合应用手术疗法和非手术疗法。例如,对下肢静脉性溃疡是由深静脉血栓形成、深静脉阻塞引起的患者,贸然行大隐静脉结扎和抽剥,将加重血流动力学异常,此时应以非手术疗法为主。但对合并多个静脉系统血流动力学异常的下肢静脉性溃疡患者,应综合进行浅静脉结扎和抽剥、深静脉瓣膜修复、SEPS、溃疡周围缝扎、局部换药、压迫治疗、必要时植皮等。

4.9 其他治疗

通常来说,只要无侵入性感染,创面细菌存在似乎对静脉性溃疡愈合影响较小。常规治疗并不推荐使用抗生素。局部消毒剂的使用不利于溃疡创面愈合。聚维酮碘、乙酸、过氧乙酸、次氯酸钠对于体外培养的成纤维细胞均有细胞毒性。但是在急性炎症时可适当加用抗生素。病原菌往往是金黄色葡萄球菌和溶血性链球菌。如果出现感染,全身应用抗生素,亦可做细菌培养及药敏试验,根据药敏试验结果应用抗生素。另外,多种物理疗法可促进静脉性溃疡的愈合,如高压氧、低功率激光、低频率超声治疗等。可与康复科医生共同协商,制订物理治疗方案。

在下肢静脉性溃疡的治疗过程中,应该尽量避免长时间的站立或端坐,用很热的水洗澡。若有条件,可间歇性地将患肢抬高,高过心脏的平面,或抬高患肢卧床休息。注意保护患肢,避免碰撞外伤,特别是避免损伤足部、内踝和小腿,如发生损伤后要尽快医治。另外,诸如维持正常体重、戒烟、纠正营养不良,保持大便通畅,避免用力排便,饮食清淡而富有营养,多进新鲜蔬菜、水果等很有帮助。

祖国医学也提供了一些静脉性溃疡治疗的方法和理论,中医上称为外治法;包括应用敷药法、熏洗疗法、热烘疗法、缠敷疗法等多种治法单独或联合应用,提高了治愈率。外治方药主要以祛腐生肌为主,其中祛腐药多选用矿物类药物,如水银粉、轻粉、铜绿等,生肌药多选用血肉有情之品,如龙骨、鸡子、鲫鱼等,以达到提脓祛腐、生肌敛疮之功效,外用剂型则主要包括中药(熏)洗剂、油膏、粉剂等。在中医外治方面,各代医家均重视分期论治,即将臁疮的病程分成不同的时期,根据其各期特点分别治疗。据肢体淤血症候群的进退、体征以及辨证的结果,可将本病分为急性期、好转缓解期、恢复稳定期。根据病机特点,分为湿热蕴毒期、淤滞期和恢复期。根据不同阶段的治疗特点,分为祛腐期、祛淤补虚生肌期和疮面愈合期,急性期多以祛腐为主,慢性期多以生肌为主,祛腐常用九一丹、八二丹等不同配比的丹类制剂,外用红油膏等提脓祛腐,配合三黄散、黛柏散、清热解毒及收湿敛疮中药熏洗。生肌可用活血生肌膏、生肌玉红膏、生肌散等生肌敛疮之品,配合活血化瘀中药熏洗以活血通络,助养新生。提脓祛腐药要根据脓液性质、色泽、气味,结合脓液细菌培养结果选用不同药物。祖国医学在静脉性溃疡治疗领域有一定理论基础和实践积累,但目前仍缺少足够的循证医学证据,可以作为静脉性溃疡的辅助治疗。

4.10 总 结

慢性下肢静脉疾病的治疗在国内目前呈现百花齐放的局面,治疗方法众多,治疗效果的评估尚无统一标准。因而需要立足实践、正确选择手术及腔内治疗适应证、坚持循证研究、重视药物治疗,有针对性地制订个体化治疗方案,并且更多地在这些方面开展多中心的前瞻性的临床研究,以规范治疗方法和标准。

近些年来,药物联合加压治疗和(或)手术治疗已经成为新的趋势。药物联合加压治疗等综合治疗方案在遏制和缓解CVD病理生理变化方面作用显著,同时对进一步巩固手术疗效具有重要的作用。我们应重视CVD疾病的早期治疗,如C0～C1级的患者,首选静脉活性药物或加压治疗;对于C2～C3级的患者应首选加压治疗或者联合静脉活性药物解除患者下肢沉重感、胀痛和水肿等临床表现,同时针对病因选择硬化剂治疗和手术手段消除静脉曲张;针对C4～C6的患者需采取手术治疗。手术仅是治疗手段之一,术后结合加压治疗和(或)静脉活性药物的长期治疗,对促进术后恢复和巩固手术疗效更为有益。

（秦原森　何榕洲　胡作军　王深明　祁少海　赵菁玲）

5 静脉性溃疡临床诊治典型病例

  下肢静脉性溃疡是下肢慢性溃疡中比较常见的一种类型,占下肢血管性溃疡的绝大部分。肌肉泵功能不全、静脉瓣关闭不全(导致静脉反流)、血栓所致静脉梗阻是下肢静脉高压的原因。下肢静脉高压可引发一系列解剖、生理及组织学改变:静脉扩张、下肢水肿、皮肤色素沉着、皮炎/湿疹、脂肪皮肤硬化症及溃疡。静脉性溃疡多见于老年人,其发病率随年龄增长而增加,创面愈合缓慢且复发率高,严重影响患者的健康及生活质量。下肢静脉性溃疡患者常有下肢肿痛,长期站立疼痛可加剧,晚上尤甚,抬高患肢可缓解。溃疡多发生于足靴区,其形态不一、大小不等,边界不清且不规则,创面较浅,基底凹凸不平,颜色多为苍白或淡红色;周围皮肤可出现凹陷性水肿或硬实如石、色素沉着、皮炎、静脉曲张等。

  静脉性溃疡需采用压力治疗,以增加静脉回流、减轻水肿,同时静脉性溃疡需采用恰当的局部治疗包括清创、感染控制、渗液管理等创面护理技术,以帮助清洁创面,控制感染,促进创面愈合。此外,还需管理影响患者健康状况的其他相关问题,如异味、皮肤瘙痒、疼痛和压力治疗使用过程中的相关注意事项,并适时手术治疗,以达到治疗目标,预防溃疡复发。

静脉性溃疡治疗宣教

静脉性溃疡管理

5

5.1　下肢静脉性溃疡感染创面管理一

　　静脉性溃疡患者因为失去了皮肤的天然屏障,且长期反复不愈甚至暴露在外,易受病原菌侵袭导致创面感染,造成创面延迟愈合甚至感染扩散。感染使创面处于炎症反应阶段,局部细胞坏死,炎症反应加强,上皮移行受阻。如果不能有效控制感染,则局部感染灶持续存在,导致创面愈合受阻。

5.1.1　典型病例 1

5.1.1.1　简要病史

　　患者男性,69 岁,身高 1.74 m,体重 111 kg,身体质量指数(body mass index,BMI)为 36.7。不抽烟,少量饮酒。因"左内踝不明原因皮肤破溃 2.5 年不愈"就诊。工作性质决定患者每日必须站立工作 5～6 h,双下肢静脉曲张 5 年,久站后下肢酸胀不适。2.5 年前发现左踝部局部皮肤破溃,曾在当地卫生院碘伏消毒换药,未见好转,近 2 个月创面进行性扩大,来院就诊。

5.1.1.2　护理评估

　　(1)全身评估　患者否认药物过敏史、心脏病、糖尿病等病史。静脉曲张病史 6 年,高血压病史 6 年,口服北京 0 号片降压。5 年前行静脉曲张抽剥术。

　　(2)局部评估　患者左下肢皮肤温暖,干燥,色素沉着。内踝处创面大小 5.8 cm×2.5 cm,深 0.2 cm。大量黄色脓性渗液,无明显异味。创面床组织形态为 50% 红色组织、50% 黄色组织。创面边缘干燥,角质增生(图 5.1、图 5.2)。数字评分法(numeric rating scale,NRS)疼痛为 3 分。根据 Wiese 凹陷性水肿分级方法分别对患肢胫前区及创面周围皮肤进行水肿评估,胫前区凹陷性水肿Ⅳ度,创面周围皮肤水肿Ⅳ度。左足背动脉搏动可触及,踝肱指数(ABI)为 1.22。

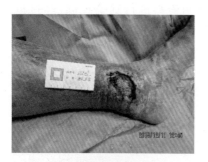

图 5.1　首次就诊时创面外观

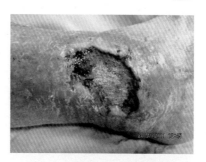

图 5.2　首次就诊创面近景外观

（3）实验室检查及影像学检查　白细胞计数 $4.9 \times 10^9 /L$，超敏 C 反应蛋白 $4.5\ mg/L$。左下肢静脉造影提示：左下肢静脉曲张，深静脉瓣膜功能不良。

（4）社会及家庭支持系统　患者有社会医保，家庭经济条件可。

5.1.1.3　护理目标

护理目标：①控制局部感染；②患者掌握静脉性溃疡的预防知识。

5.1.1.4　创面处理

（1）**创面清洗**　用 5% 的碘伏溶液消毒创面以及周围皮肤，清创后使用生理盐水清洁创面以及周围皮肤，纱布擦干创面周围皮肤。

（2）**敷料选择**　前期创面渗液较多时，局部选用亲水纤维银离子敷料，控制感染、促进创面自溶清创及渗液吸收，经治疗后创面逐渐变小（图 5.3、图 5.4）。2 个月后创面生长停滞，渗出液增多，周围皮肤有浸渍，考虑细菌生物膜形成（图 5.5）。使用聚己双胍（polyhexamethylene biguanid，PHMB）液体敷料湿敷，聚己双胍凝胶结合亲水纤维银离子抗感染治疗（图 5.6、图 5.7）。外层使用纱布覆盖，视渗出液量，每 2~3 d 换药 1 次。

（3）**压力治疗**　从首次换药开始以 3 层弹力绷带行压力治疗。

（4）**结果**　本案例患者通过压力治疗控制下肢静脉高压，针对

5

反复发生的局部创面感染,选用抗菌敷料进行感染控制,经过近6个月治疗创面愈合(图5.8)。

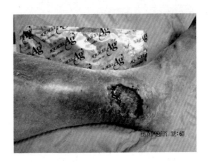

图5.3 选用亲水纤维银抗菌敷料

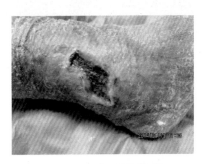

图5.4 治疗后创面好转

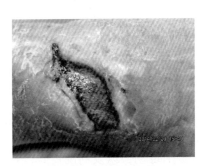

图5.5 创面无好转

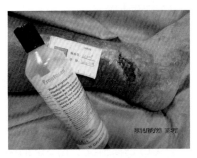

图5.6 聚己双胍液体湿敷

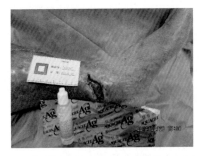

图5.7 聚己双胍凝胶与抗菌敷料联合

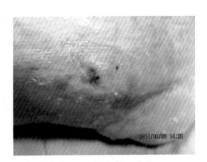

图5.8 创面愈合外观

5.1.1.5　健康教育

该患者下肢静脉性溃疡持续时间较长,反复感染致创面迁延不愈,患者对治疗信心不足。在创面处理过程中结合临床症状、体征和化验指标向患者详细解释感染的发展及控制方法,当前治疗的目标以及新型敷料的作用及特点。并在每次换药时将创面情况及时与患者及家属沟通,增强患者及家属的治疗信心,提高依从性。

告知患者下肢静脉性溃疡发生的原因,说明压力治疗的必要性。宣教压力治疗过程中如果发生肢端发麻、发紫、疼痛、肿胀等缺血症状时的紧急处理方法,若不适症状未能改善及时到医院复诊。

5.1.1.6　注意事项

本案例患者就诊时前2个月创面进行性扩大,创面基底50%黄色组织且渗液较多,判断为存在创面感染。在治疗2个月后创面进入停滞期,考虑存在细菌生物膜。感染期正确选择抗菌敷料对于创面的愈合有至关重要的作用。用广谱抗菌剂亲水纤维银离子敷料控制感染、吸收渗液,杀灭游离细菌,减少创面细菌负荷。聚己双胍液体敷料有效破坏细菌生物膜,换药时给予聚己双胍溶液湿敷15 min后,再使用锐器清创,去除坏死组织,以控制感染,促进创面的愈合。

5.1.2　慢性创面感染的表现及治疗

5.1.2.1　临床表现

典型的炎症反应表现为局部"红、肿、热、痛",而慢性溃疡创面感染不一定有典型的炎症反应,当出现以下表现时应考虑创面存在浅表层或深部组织感染:经处置后创面没有愈合迹象、肉芽组织脆弱、创面坏死组织增多、创面扩大、出现新发破损、渗液量增加、渗液颜色、气味及黏稠度发生变化、骨髓炎等。感染较轻时可无全身症状,严重时常有发热(体温高于38 ℃),呼吸、心率加快等全身不适等表现。实验室检查可见白细胞增多、超敏C反应蛋白升高。

5

5.1.2.2 治疗

当创面感染时我们需要加强基础疾病和其他感染部位的治疗，增加营养，做好疼痛管理和患者解释及教育工作以促进配合。注意手卫生，可防止创面污染或交叉感染。有多个创面时先处理清洁创面，再处理污染创面，最后处理感染创面。两次换药间期避免渗液渗漏。根据创面床情况，当创面存在坏死组织时须清创，做好创面清洁，增加换药频次。局部使用抗菌敷料杀灭游离细菌，如含银敷料、碘剂、聚己双胍、含溶菌酶敷料等。当出现感染扩散或者全身症状时需全身使用敏感抗生素。

（1）亲水纤维银敷料　亲水纤维银敷料具有独特的 Hydrofiber 亲水纤维技术，由亲水性纤维（羧甲基纤维素钠）和 1.2% 的银离子组成。具有很好的吸收性和顺应性，适用范围广，可用于多种创面的治疗，如渗出较多的含有腐肉和坏死组织的全层或部分皮肤缺损创面，包括感染创面及有潜行和（或）窦道的创面。

亲水纤维技术与创面渗液接触后立即形成凝胶，在产品吸收范围内，快速垂直吸收渗液，将渗出液和有害物质锁定在敷料内，避免创面周围的健康皮肤被浸渍，在创面局部形成良好的湿润环境，防止敷料与创面粘连，促进创面自溶性清创和肉芽组织的生长。敷料含银离子，能广谱抗菌，30 min 内快速杀灭细菌，并随时间持续释放低浓度银离子，抑制微生物增长和促进愈合作用，杀菌效力保持 3~7 d。

（2）聚己双胍溶液　聚己双胍（PHMB）又名聚盐酸己双胍和聚氨丙基双胍。它是一种被广泛使用的消毒杀菌剂，可被添加入各种敷料中。PHMB 化合物（聚双胍）具有广谱的杀菌活性，用途广泛。PHMB 结合到细胞被膜上会引起细菌细胞膜的破裂，由此导致的细胞膜通透性增强会造成离子泄露。Ikeda 等的研究表明 PHMB 会引起细菌细胞脂质膜的聚合，并导致其流动性和渗透性的增强。由此造成脂多糖从细胞膜中释放以及钾离子的丧失，最终会导致微生物死亡。因此聚己双胍溶液能有效清除和预防细菌生物膜，达到控制和预防感染的目的，已被广泛运用到各种急慢性创面，如外伤手术创面和创伤创面、腿部溃疡、各类压力性损伤、糖尿病足溃疡、烧伤等。

（李爱妮　胡宏鸳　魏惠燕　梁红燕　王　瑛）

创面评估与测量记录

5.2　下肢静脉性溃疡感染创面管理二

5.2.1　典型病例 2

5.2.1.1　简要病史

患者女性,76 岁,身高 1.70 m,体重 90 kg,BMI 为 31.1,轻度肥胖。无烟酒嗜好,胃口良好,性格开朗。因"右下肢不明原因皮肤破溃不愈,近 6 个月创面逐渐扩大伴疼痛加剧,渗液增加"来院就诊。

5.2.1.2　护理评估

（1）全身评估　患者既往有静脉曲张史 1 年,未做任何正规治疗。

（2）局部评估　右下肢皮肤温暖,小腿下方皮肤色素沉着,胫前区Ⅱ度水肿,创面周围Ⅲ度水肿。右下肢创面大小 3.0 cm×2.0 cm,深 0.2 cm,基底 100% 黄色组织,肉芽纤维化明显。创面边缘干燥,色素沉着,瘙痒抓痕明显。中等量脓性渗液,无明显异味（图 5.9、图 5.10）。创面局部触痛 NRS 5 分。右下肢 ABI 1.29,右足背动脉搏动（+++）。

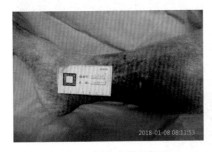

图 5.9　首诊时创面情况

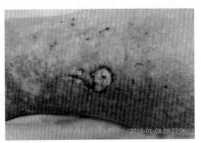

图 5.10　首诊时创面情况

(3)实验室检查　创面分泌物培养为100%金黄色葡萄球菌。

(4)社会及家庭支持系统　患者有外地医疗保险,子女长居国外,老伴细心照顾,家庭经济条件好。

5.2.1.3　护理目标

该患者创面迁延不愈,创面细菌感染,下肢水肿明显,触痛明显。

护理目标:①控制感染症状;②实施有效渗液管理;③正确实施下肢压力治疗控制水肿;④控制疼痛。

5.2.1.4　创面处理

(1)感染控制　创面局部抗感染治疗,予以5%聚维酮碘溶液消毒,锐器清创,在创面分泌物培养结果未出来前创面给予藻酸盐银敷料经验性抗菌治疗。培养结果提示为100%金黄色葡萄球菌,后改用百克瑞杀菌纱布创面使用。

局部处理:初诊时创面局部给予5%聚维酮碘溶液消毒后,锐器清创,去除部分坏死组织,生理盐水冲洗,纱布擦干皮肤。对患者因瘙痒抓破的创面周围皮肤给予脂质水胶体敷料保护,创面使用藻酸盐银敷料以吸收渗液,控制感染,外层予以干纱布覆盖,纱布绷带绕一圈保护后胶布固定(图5.11、图5.12),创面大小3.8 cm×2.0 cm,深0.2 cm,创面床基底100%黄色组织,肉芽纤维化明显。1周后创面较前扩大,大量黄脓性渗液,无异味,疼痛明显加剧。为明确感染情况予创面分泌物培养,并将换药频率由原来的每5天改为每周2次。1周后培养结果显示100%金黄色葡萄球菌。第15天时创面大小3.7 cm×1.8 cm,深0.2 cm(图5.13),基底75%黄色组织、25%红色组织覆盖,肉芽纤维化明显,大量黄脓性渗液,无异味。创面改用百克瑞杀菌纱布使用以控制感染(图5.14),外层先予凡士林油纱布覆盖,再多层干纱布外盖,3层弹力绷带行右下肢压力治疗,每天换药1次。百克瑞杀菌纱布使用2周后,感染得到有效控制,创面分泌物培养结果阴性。第29天,创面大小3.2 cm×1.4 cm,深0.2 cm(图5.15),基底50%黄色组织、50%红色组织覆盖,中等量黄脓性渗液,无异味,疼痛较前改善。

在治疗过程中,因创面扩大、红肿范围6.5 cm×5 cm、渗液量增加、疼痛加剧,创面培养为100%金黄色葡萄球菌,考虑予以全身抗感染治疗,感染科给予口服抗生素头孢呋辛治疗。

(2)周围皮肤管理 患者下肢皮肤干燥,每次换药时温水清洁,压力治疗前局部皮肤使用麻油或者护肤霜等皮肤滋润剂涂抹。第36天时周围皮肤湿疹明显时使用曲安奈德软膏,1周后改善(图5.16)。

(3)渗液管理 敷料结合压力治疗,保持创面湿度平衡,通过藻酸盐银敷料吸收渗液(图5.11),并给予右下肢压力治疗,促进静脉回流。3层弹力绷带环绕式螺旋上升包扎,足踝区压力最高5.33 kPa(40 mmHg),包扎至膝下两指处为0压力,呈梯度加压状态。嘱患者坐位时抬高患肢高于臀,卧位时抬高患肢高于心脏水平。第34天,创面渗液控制佳,创面大小3.1 cm×1.4 cm,深0.2 cm,基底25%黄色组织、75%红色组织覆盖,中等量黄脓性渗液,无异味,疼痛较前改善,胫前区及创面周围皮肤水肿Ⅰ度。方案改为藻酸盐银敷料+有粘边泡沫敷料使用,每周换药1次(图5.17)。

(4)创面闭合 后期渗液得到有效管理,表皮移行顺利,第63天创面愈合(图5.18)。

（5）**疼痛管理** 换药前给予利多卡因局部创面湿敷 8～10 min，疼痛科给予换药前半小时口服止痛片（塞来昔布片）。

（6）**心理护理** 加强心理护理，鼓励患者树立信心。

（7）**结果** 本案例患者为下肢静脉性溃疡伴发局部溃疡感染案例。创面局部感染金黄色葡萄球菌，感染科予以全身抗生素治疗，局部予以百克瑞杀菌纱布和藻酸盐银敷料换药，配合压力治疗。百克瑞杀菌纱布使用 2 周，即治疗第 29 天感染得到有效控制，第 63 天创面愈合。

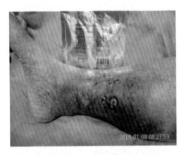

图 5.11　首诊创面敷料选择

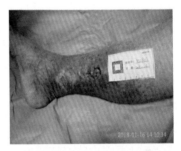

图 5.12　第 8 天创面扩大

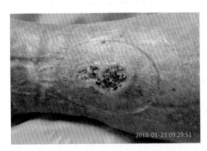

图 5.13　第 15 天创面情况

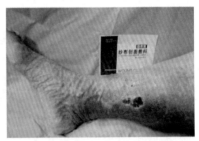

图 5.14　第 15 天使用百克瑞敷料

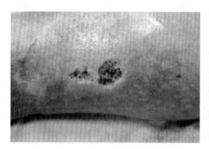

图 5.15　第 29 天创面情况

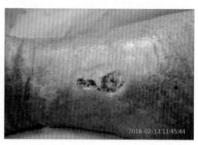

图 5.16　第 36 天创面周围湿疹样改变

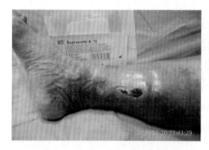

图 5.17　第 34 天创面敷料选择

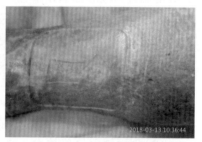

图 5.18　第 63 天创面愈合

5.2.1.5　健康教育

适当锻炼，避免长时间站立或者坐着不动。多卧床休息，注意做到"两高"：①休息时脚高于臀水平；②卧位时垫高患肢使其高于心脏平面 20 ~ 30 cm。

指导患者合理膳食，营养均衡，进食高蛋白、新鲜蔬菜水果，特别是维生素 C 丰富的食物，如橘子、香蕉、猕猴桃等。维生素 C 是胶原合成中脯氨酸与赖氨酸羟化作用所必需的物质，其具有潜在的抗氧化和抗炎症效应。维生素 C 缺乏时会因为胶原合成下降、成纤维细胞增殖、血管生成能力降低、毛细血管脆性增加，从而导致创面难愈。同时还会导致免疫功能下降，从而增加创面感染的机会。

5

指导患者创面愈合后正确使用弹力袜,弹力袜养护相关事项;定期门诊随访。

5.2.2　创面细菌培养

(1) **细菌与体表创面感染**　创面感染是临床外科常见的感染,感染率达 50.68%。BESSA 等报道了创面中常见的细菌种类,其中金黄色葡萄球菌占 37%,其次是铜绿假单胞菌(17%)。王艳琴等在 769 株创面分泌物中发现:细菌构成比前 3 位的是铜绿假单胞菌 25.75%、大肠埃希菌 18.73%、金黄色葡萄球菌 12.87%。有人对下肢静脉性溃疡表面病原菌感染做了分析,同样发现金黄色葡萄球菌、表皮葡萄球菌、铜绿假单胞菌检出阳性率分别为 66.7%、10.3%、40.45%。文献指出,单类细菌含量与下肢静脉性溃疡的愈合无直接关系,但是总体的细菌总量与溃疡愈合却有很大关联,因此做好溃疡面防护,避免细菌滋生影响溃疡愈合十分必要。该案例中患者的创面分泌物培养亦为 100% 金黄色葡萄球菌,创面予百克瑞杀菌纱布使用,感染控制效果显著。

(2) **创面细菌培养技术**　临床可采用创面标本培养来诊断创面感染及鉴定特种微生物,常见方法有组织学活检技术、创面拭子培养技术、非定量法、毛细管测量技术、接触培养技术、快速切片技术、冲洗吸取技术。

创面拭子细菌培养取样方法:去除创面敷料,用生理盐水冲洗创面床及周围 5 cm 范围的皮肤,清除脱落坏死组织、脓液及敷料残留的凝胶等,纱布擦干。采用"十点取材法"走"之"字形涂抹取样,用棉签挤出组织深部的渗液。当创面很小或窦道类创面无法使用"十点法"采样时,可用棉签挤压创面组织并滚动蘸取组织渗液。采样后 4 h 内送检,做厌氧菌培养时需伸入创面内部取样,或用无菌注射器抽取分泌物进行培养,注入培养管内,厌氧菌培养尽快送检。

5.2.3 百克瑞杀菌纱布介绍

(1)成分 百克瑞杀菌纱布(复合溶菌酶杀菌纱布)主要成分是溶葡萄球菌酶和新溶菌酶,是含锌的金属蛋白酶。溶葡萄球菌酶和新溶菌酶采用高科生物具有国家发明专利的酶复配技术复配而成,并将其浸润在竹纤维纱布上制作而成。

(2)作用机制 ①对致病菌有特殊的杀菌机制,在溶葡萄球菌酶和新溶菌酶,这两种酶的协同作用下对致病菌双重破壁,迅速切断致病菌细胞壁肽聚糖成分中甘氨酸肽键(Gly-Gly 键)、裂解细菌细胞壁中 N-乙酰胞壁酸 C-1 与 N-乙酰葡萄糖胺 C-4 键之间的 β-1,4-糖苷键,使多糖支架松散,使细菌或酵母菌与霉菌细胞壁溶解,导致微生物死亡,起到杀灭细菌的作用。②含有锌离子,是人体内的一种微量元素,具有促进上皮生长的作用,可以促进细胞分裂以加快炎症创面的愈合。③研究发现还可以使人体巨噬细胞的吞噬能力增强,增加机体免疫力,保持了机体良好的修复能力,有利于细胞增生,促进愈合。④复合溶菌酶的蛋白质属性,对皮肤黏膜无毒、无刺激、安全性高、不易产生耐药性,即便妊娠期应用也非常安全。

上海市预防医学研究院检测发现,该产品在 2 min 内对大肠杆菌的杀灭率为99.58%,对金黄色葡萄球菌的杀灭率为99.47%,对白色念珠菌的杀灭率为99.20%。因此该敷料具有广谱高效杀菌、不易耐药、减少创面渗出、促进愈合、安全性高的特点。

(3)使用方法 在创面清洗处理后,生理盐水冲洗创面,去除聚维酮碘等消毒剂,避免消毒剂对产品的灭活作用。将该百克瑞杀菌纱布直接填充创面床,为了降低溶液挥发速度,外层可先予凡士林油纱布覆盖,再盖干纱布,也可直接盖干纱布使用,每日换药较为理想。

(梁红燕 胡宏鸯 魏惠燕 王 瑛)

5

5.3　下肢多发静脉性溃疡案例管理

　　长期静脉高压或功能不全以及静脉血栓形成和血液反流导致静脉性溃疡,创面愈合缓慢且复发率高。现代治疗方法采用手术治疗、压力治疗及湿性愈合疗法等可达到满意的治疗效果。

5.3.1　典型病例 3

5.3.1.1　简要病史

　　患者男性,72 岁,左踝部内侧及胫前皮肤溃疡 15 年余,加重 3 个月,于 2 个多月前入院治疗,诊断为左下肢皮肤溃疡。患者于 15 年前发现左侧内踝部出现一硬币大小的皮肤溃疡,曾在当地换药治疗(具体用药不详),一直未愈合,且皮肤溃疡由 1 个增加到 3 个,局部均有黄色脓性液体渗出,伴臭味,周围皮肤僵硬、黑色素沉着明显,溃疡处无明显疼痛红肿(图 5.19)。入院后行左下肢静脉曲张结扎术,术后转介给造口治疗师进一步处理。

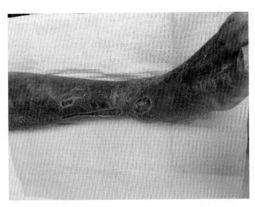

图 5.19　左内踝、左小腿内侧、左胫前静脉性溃疡

5.3.1.2　护理评估

（1）全身评估　老年患者,体质消瘦,行走轻度跛行,体温、心率、呼吸正常,血压偏高;无吸烟或喝酒等不良嗜好。

（2）局部评估　左下肢 3 处溃疡,创面大小分别为:左内踝 3.2 cm×1.6 cm,左小腿内侧 11.0 cm×1.5 cm,左胫前 2.0 cm× 0.7 cm,左内踝与左小腿内侧创面伴有潜行并相通(图 5.20)。3 处创面基底 100% 黄色组织,局部均有黄色分泌物,渗出较多,并伴有异味,创缘隆起;周围皮肤色素沉着明显,创面局部触痛 NRS 4 分。患者左小腿色素沉着处皮肤僵硬,感觉麻木,左足背动脉搏动可触及,踝肱指数(ABI)为 1.0。

（3）实验室及影像学检查　血生化检查结果,甘油三酯 2.28 mmol/L(参考值:0.34～170.00 mmol/L),高密度脂蛋白胆固醇 0.96 mmol/L(参考值:1.00～2.20 mmol/L),尿酸 473 μmol/L (参考值:202～428 μmol/L)。左下肢静脉彩超检查:左侧股静脉瓣功能不全,左侧大隐静脉瓣功能不全。

（4）社会及家庭支持系统　患者能生活自理,左下肢溃疡经久不愈,家属及患者对治疗信心不足,担心患者预后,心理紧张。

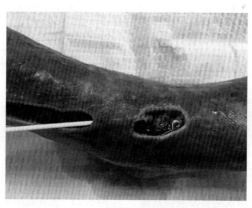

图 5.20　左内踝、左小腿内侧创面相通

5

5.3.1.3　护理目标

护理目标:①创面尽快愈合;②患者掌握静脉性溃疡预防知识;③患者情绪稳定,配合治疗。

5.3.1.4　创面处理

(1)创面清洗　用 0.5% 安多福消毒创面周围皮肤,生理盐水清洁创面及周围皮肤,纱布擦干。

(2)敷料选择　创面渗液较多时,选用藻酸盐银离子敷料,控制感染,促进创面自溶清创及渗液吸收;左内踝与左小腿内侧创面相通的窦道予以优拓银填塞(图 5.21)。1 周后窦道闭合,2 个创面缩小且渗液减少,使用优拓银覆盖;左胫前处创面渗液仍较多,选用藻酸盐银离子敷料(图 5.22)。外层敷料均使用纱布或绵垫覆盖。2 ~ 3 d 换药 1 次,或视渗液情况增加换药频次。

(3)压力治疗　本案患者左下肢动脉血供正常,无压力治疗禁忌证,从第一次换药开始进行压力治疗。左小腿予以 3 层弹力绷带包扎(图 5.23),压力治疗的方法:第一层从足趾根部至腘窝下两横指予以棉质衬垫包扎,第二、第三层绑低张弹力绷带。

(4)结果　本案例患者通过选用新型敷料和压力治疗,1 周后创面基底 100% 红色,窦道闭合;2 周后创面肉芽生长良好,创面变浅及缩小;术后第 34 天创面完全愈合(图 5.24)。

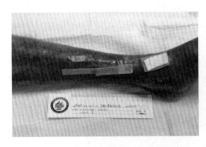

图 5.21　选用优拓银及藻酸盐银离子敷料

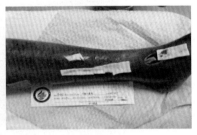

图 5.22　选用藻酸盐银离子敷料

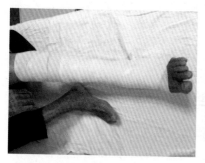

图5.23　左小腿予以弹力绷带绑扎

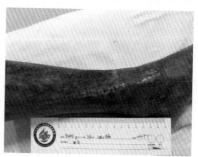

图5.24　第34天创面完全愈合

5.3.1.5　健康教育

下肢静脉性溃疡管理中应结合各项检查及临床症状、体征,向患者详细解释病情的发展及转归,新型敷料的作用及特点,每次换药的创面情况等,增强患者及家属治疗信心,提高依从性。

告知患者正确的生活方式,尽量避免长时间下蹲、站立及行走;抬高患肢:卧位时高于心脏水平,坐位时脚高于臀部;注意腿部皮肤的清洁滋润及保暖。

建议患者每3个月复查1次,1年后每半年复查1次。

5.3.1.6　注意事项

(1)正确选择敷料　本案患者下肢静脉性溃疡时间长,创面创面较大、呈多发性且伴有潜行,创面基底100%黄色组织,渗液较多伴有臭味,选择藻酸盐银离子敷料控制感染、吸收渗液,去除坏死组织,促进创面愈合。

(2)技术要点　创面的处理应遵循 TIME 原则:T 指清除创面坏死组织(tissue);I 指控制炎症,减轻感染(infection/inflammation);M 指保持创面正常的湿度为肉芽组织生长和创面上皮化创造条件(moisture);E 指评估和管理创面边缘有无进展或存在潜行,以及周围皮肤状况(epithclial edge advancement)。正确对创面进行评估分期,并根据分期情况,采取相应的干预措施,积极为创面创造相对适

5

宜的微环境,当创面缩小变浅及渗液减少时,及时调整治疗方法,加快创面愈合。

(3)其他 创面处理全过程均应重视疼痛护理。同时强调多学科协作,及时请相关科室会诊。

5.3.2 银离子敷料选择与使用

银离子敷料是一种新型的广谱抗菌敷料,30 min 内快速杀灭细菌,并持续释放低浓度银离子,有抑制微生物增长和促进愈合作用。杀菌效力保持 3~7 d,主要适用于严重污染创面、感染创面、糖尿病足溃疡等。本案例中患者有 3 处创面,渗出液量不同,根据具体渗出量选择不同吸收性能的银离子敷料能有效促进创面愈合。

(1)银离子藻酸盐敷料 银离子藻酸盐敷料具有高吸收渗液性,杀菌和无纺布的特点,抗菌基质中含有藻酸钙盐和羧甲基纤维素钠以及银离子复合物。敷料在吸收创面渗液时,能够持续有效地释放银离子,达到抗感染作用。藻酸钙盐和羧甲基纤维素钠在吸收创面渗液后膨胀,形成非常柔软,有内聚性的水凝胶,这种结构使其能够快速吸收创面渗液,同时把它原位锁定在凝胶内,避免了渗出液渗漏以及浸渍创面周围皮肤的风险,保持湿润的创面愈合环境。其含有的藻酸钙盐和羧甲基纤维素钠,参与凝血过程,减轻换药疼痛。

银离子藻酸盐敷料适用范围广,可用于多种创面的治疗,如渗出较多的含有腐肉和坏死组织的全层或部分皮肤缺损创面,包括感染创面及有潜行和(或)窦道的创面。藻酸盐类敷料不能用于渗液少的创面和表面覆盖坏死组织痂皮的创面,如上皮化的表浅创面、三度以上的烧伤创面等,因为凝胶的形成需要足够的液体。

对于腔洞创面则应选择条状的藻酸盐银离子敷料,藻酸盐银离子敷料转变成凝胶后结构会变得松散,导致残留,但敷料纤维的残留可以很容易地通过冲洗去除,因此使用藻酸盐银离子敷料时,建议对创面进行冲洗以去除残留的敷料纤维。

(2)磺胺嘧啶银脂质水胶敷料(优拓 SSD) 优拓 SSD 是一种脂质水胶技术与抗菌因子(银离子)的结合。水胶微粒(羧甲基纤维素)、磺胺嘧啶银散布在不粘创面的聚合物及有凡士林覆盖的聚氨酯网上。不粘创面,更换无痛,减少换药频率,使用方便。适应于二度烧伤、供皮区、急性感染创面、慢性感染创面。需要二级敷料(外敷料)包扎固定。

(梁月英　谢举临)

5.4　溃疡创面不同阶段的敷料应用

湿性愈合是现代临床创面护理观,使创面在密闭性及半密闭性敷料下,保持其适度湿润的环境和适宜的温度。根据创面管理TIME原则进行处理,根据创面所处阶段选择合适的敷料进行管理,才能促进创面愈合。

5.4.1　典型病例 4

5.4.1.1　简要病史

患者男性,37 岁,伴下肢静脉曲张史 8 年、糖尿病病史 2 年,3 个月前左内踝处不明原因出现皮肤瘙痒、溃烂,在当地医院中药外敷治疗,因溃疡加重伴左下肢肿痛收住入院。

5.4.1.2　护理评估

(1)全身评估　入院后查体,体温 36.8 ℃,脉搏 86 次/min,呼吸 20 次/min,血压 17.33/9.33 kPa(133/70 mmHg),创面疼痛评估NRS 6 分,自行口服止痛药。

(2)局部评估　左内踝创面黄黑色痂皮覆盖(图 5.25),清创后周围皮肤损伤范围 11 cm×8 cm,创面大小 1 cm×1 cm,基底 75% 红色组织、25% 黑色组织,伴少许脓性分泌物,无明显臭味,周围皮肤红肿,皮温高(图 5.26)。创面分泌物培养为大肠埃希菌。左下肢活动轻度受限,静脉曲张,胫前区轻度凹陷性水肿,左足背动脉搏动可及,ABI 为 1.0。

5

（3）实验室及影像学检查　白细胞计数 $1.4 \times 10^9/L$,空腹血糖 $7.4\ mmol/L$,餐后 2 h 血糖 $10.8\ mmol/L$（口服降糖药）。左下肢静脉彩超检查:左侧股静脉瓣功能不全,左侧大隐静脉瓣功能不全。

（4）社会及家庭支持系统　患者中学文化,缺乏下肢静脉性溃疡疾病及糖尿病治疗相关知识,经济条件较差,心情焦虑。

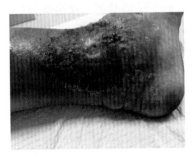
图 5.25　接诊时创面情况

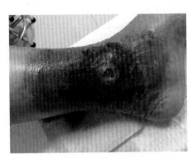
图 5.26　接诊清创后创面情况

5.4.1.3　护理目标

护理目标:①控制感染;②控制血糖;③促进创面愈合;④患者知晓下肢静脉性溃疡治疗相关知识,提高依从性。

5.4.1.4　创面处理

（1）清除坏死组织　用 0.5% 安多福消毒创面周围皮肤,生理盐水清洁创面及周围皮肤,纱布擦干。采用锐器揭开痂皮,清除坏死组织。

（2）控制感染　在使用抗菌药物和抗菌敷料前,予以创面细菌培养,并根据培养结果进行全身抗感染治疗,静脉滴注哌拉西林舒巴坦钠 3.0 g,每天 2 次。清创后,创面局部使用泡沫银进行抗感染治疗,视渗液情况 1~2 d 更换敷料 1 次。

（3）敷料选择　清创后渗液多,白细胞计数增高,局部有感染症状,且伴有糖尿病,本案选用泡沫银进行局部抗感染治疗、收集渗液及提供湿润的愈合环境（图 5.27）;第 7 天,患者周围皮肤损伤大部分愈合,红肿明显消退,创面缩小,基底 75% 红色组织、25% 黄色组织,改用藻酸盐敷料覆盖创面以促进肉芽生长,外层选用泡沫敷料,继续保持密闭湿润的愈合环境(图5.28)。第14天创面渗液少,使用泡沫敷料直至创面完全愈合。

(4)压力治疗　本案患者无压力疗法的禁忌证,感染控制后采用压力治疗。压力绷带从足趾根部开始,螺旋缠到腘窝下两横指,每圈重叠1/2左右,包扎开始时压力高,逐渐减低,到膝关节最低(图5.29)。指导患者抬高双下肢,以促进血液回流。

(5)全身综合治疗　遵医嘱进行全身抗感染治疗及糖尿病治疗,加强营养治疗,改善下肢血液循环,促进创面愈合。

(6)结果　本案患者通过使用湿性愈合敷料,7 d后感染症状有效控制,坏死组织减少;第1天创面肉芽组织新鲜,表皮移行明显;第25天创面完全愈合(图5.30)。

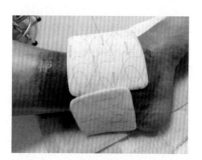

图5.27　接诊当天清创后使用泡沫银敷料

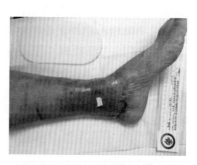

图5.28　第7天改用藻酸盐+泡沫敷料

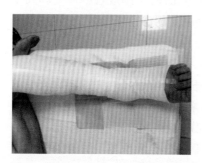

图5.29　压力治疗

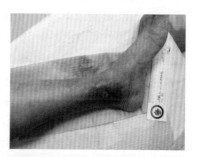

图5.30　第25天创面完全愈合

5

5.4.1.5　健康教育

向患者和家属讲解目前治疗护理方案及疾病的转归,解释创面每个阶段所用到的每种敷料的作用和目的;保持敷料清洁干燥,当发现创面敷料有渗漏、脱落或潮湿时,及时告知医务人员。每次换药告知创面情况,增强其治疗信心,缓解患者焦虑情绪,从而提高患者依从性。

指导患者进食糖尿病饮食,适当补充维生素 C、维生素 B₂、维生素 A;忌烟酒,忌辛辣、煎炸、腌制等高盐高脂食物;适当进行运动;坚持糖尿病治疗,按医嘱及病情及时调整降糖药物,自我监测血糖。

5.4.1.6　注意事项

(1)重视全身抗感染治疗　糖尿病患者细胞免疫反应减退,足部溃疡发生后极易并发感染,因此必须及时进行全身抗感染治疗,并根据细菌培养结果正确使用抗生素。

(2)正确选择敷料　本案根据创面不同阶段使用不同新型敷料,感染控制期:选用泡沫银进行局部抗感染治疗、收集渗液及提供密闭湿润的愈合环境。肉芽生长期:选用藻酸盐+泡沫敷料,以继续清除坏死组织及促进肉芽生长,并开始进行压力治疗。表皮移行期:用泡沫敷料直至创面愈合。

5.4.2　敷料的特性及应用范围

(1)泡沫敷料　泡沫敷料具有多孔性,可制成各种厚度和大小不一的产品,具有以下特性:快速而强大的渗出液吸收能力,减少创面浸渍;通透性低,使创面保持湿润,避免更换敷料时再次性机械性损伤;泡沫表面半透膜的阻隔性能,可防止环境颗粒性异物如灰尘和微生物的侵入,预防交叉感染;还可缓冲外界冲力或压力。泡沫敷料的适应范围很广,主要应用于各种中至大量渗出的创面,肉芽生长期或肉芽过长时的创面;也可作为二级敷料,起固定、形成湿性愈合环境、促进创面愈合;还可用于保护皮肤预防压力性损伤的发生。本案于感染控制后作为二级敷料应用,并联合压力治疗;于渗液较少时单独使用,收到良好效果。

（2）泡沫银敷料　泡沫银敷料在创面上接触渗液后,缓慢释放出 Ag^+,在很低浓度下即能破坏细菌细胞膜或强烈地吸引细菌体中酶蛋白的巯基,并迅速结合在一起,降低微生物活性酶的活性。以上反应会造成蛋白质凝固,使微生物合成酶的活性遭到破坏,干扰微生物 DNA 的合成,使微生物丧失分裂增殖能力而死亡。与此同时, Ag^+ 和蛋白质的结合还破坏了微生物的电子传输系统、呼吸系统和物质传输系统,最终导致细菌死亡。当细菌被 Ag^+ 杀死后, Ag^+ 又由细菌尸体中游离出来,再与其他菌落接触,周而复始地进行上述过程,这也是 Ag^+ 可持续抗菌的原因。泡沫银敷料能利用银离子的缓释作用,起到长达 7 d 的抗菌效果。

（3）藻酸盐敷料　藻酸盐敷料是一种高吸收性的功能性创面敷料。该敷料具有高吸收性,接触到创面渗出液后,能形成柔软的凝胶,为创面愈合提供理想的湿润环境,促进创面愈合,缓解创面疼痛。藻酸钙盐敷料具有止血功能,需要外层敷料固定。藻酸盐敷料应用广泛,适用于少量渗血的创面、中至大量渗出创面,如术后切口、供皮区及植皮区、表浅的外伤、局部烧伤、压力性损伤、糖尿病足、下肢动脉性和静脉性溃疡等急慢性创面;但创面渗液较少时,不宜使用藻酸盐敷料。本案例在控制感染后,改用藻酸盐敷料加泡沫敷料,继续为创面提供理想的湿润环境,加快了创面的愈合。

（梁月英　谢举临）

5.5　下肢静脉性溃疡的压力治疗

压力治疗是下肢静脉性溃疡治疗最有效且必需的方法。通过压力产品的使用达到挤压下肢静脉,使血管内瓣膜加强闭合,促进静脉血回流,减少小静脉及毛细血管充血现象,从而减少下肢静脉淤血及肿胀,加快营养的运输,促进创面愈合。

5

5.5.1　典型病例 5

5.5.1.1　简要病史

患者男性,67 岁,伴双下肢静脉曲张史 20 余年,其中右下肢反复溃疡 17 年,未经系统治疗,在家自行外敷中药(不详),效果不明显,为求进一步治疗来造口创面门诊求诊(图 5.31),请血管外科医生会诊,确诊为双下肢静脉性溃疡(排除动脉性因素)。

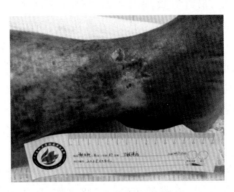

图 5.31　接诊时创面情况

5.5.1.2　护理评估

(1)全身评估　患者有双下肢静脉曲张史 20 余年,无吸烟及饮酒史。

(2)局部评估　双下肢可见多处皮下浅表血管蚯状隆起,右外踝上创面大小 2 cm×2.5 cm,深 0.3 cm,基底 100% 黄色组织,渗液少。下肢无明显肿胀,创面周围皮肤干燥,色素沉着。疼痛评估 NRS 0 分。皮温暖,足背及足后动脉搏动可及,ABI 为 1.0。

(3)社会及家庭支持系统　经济条件较差,心情焦虑。

5.5.1.3　护理目标

护理目标:①促进静脉血液回流;②促进静脉性溃疡创面愈合;③患者掌握静脉性溃疡预防知识。

5.5.1.4　创面处理

（1）清除坏死组织　生理盐水清洗创面，血管钳搔刮创面，清除覆盖在创面上的黄色坏死组织，选择泡沫银敷料（图5.32）。

（2）压力治疗　本案例患者下肢静脉性溃疡时间长，请医生会诊排除动脉性疾病后决定使用压力治疗。选用高张弹力绷带，压力标准为5.33 kPa（40 mmHg），使用两层式，先内垫一层棉垫以保护下肢皮肤（图5.33），外层为弹力绷带（图5.34）。

（3）结果　通过使用新型敷料及压力治疗，5 d后创面基底50%黄色组织、50%红色组织，14 d后创面100%红色组织，第27天创面基本愈合（图5.35）。

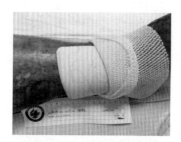

图5.32　使用泡沫银敷料

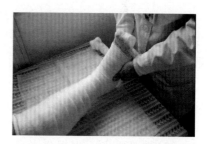

图5.33　压力治疗（内层棉垫）

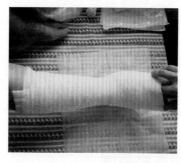

图5.34　压力治疗（外层弹力绷带）

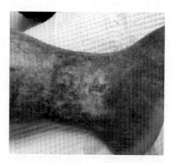

图5.35　治疗第27天创面基本愈合

5

5.5.1.5 健康教育

告知患者下肢静脉性溃疡发生的原因,向患者讲解压力治疗的必要性及注意事项,介绍压力治疗的优点,在使用压力治疗过程中不要随意自行调节弹性绷带,以保证治疗效果,注意尽量保持弹性绷带清洁干燥。患者在治疗期间有不适时应及时到医院复诊。患者可以选用弹力袜进行后续压力治疗,指导选择正确型号的弹力袜,弹力袜的穿脱方法及日常清洗管理。指导患者进行腓肠肌收缩运动,以促进静脉回流。保持下肢皮肤清洁滋润,避免抓痒,避免外伤。

5.5.1.6 注意事项

(1)掌握动、静脉血管性溃疡的特征 如触摸动脉搏动,患肢皮温是否正常;及时请相关科室会诊,如进行双下肢多普勒检查,了解血管情况。进行压力治疗前应了解清楚患者病情,根据医嘱正确测量 ABI,如 ABI<0.8,应转介血管外科医生做进一步检查与治疗,如 ABI>1.3,可能由于动脉硬化引起,也需一步检查,不可贸然进行压力治疗。本案患者 ABI=1.0,适合压力治疗。

(2)技术要点 根据患者病情,正确选用合适力度的弹力绷带。压力疗法的基本概念是足踝压力高于膝部压力,故此静脉血便可由小腿推进至心脏,一般认为足踝压力要达到 5.33 kPa(40 mmHg)才可有效减低静脉性高压。本案选择压力为 5.33 kPa(40 mmHg),采用两层式进行压力治疗,取得良好效果。在进行压力治疗操作时,包扎弹力绷带要注意手法技巧,第一层为接触层,无压力环形包扎;第二层高弹力绷带,从趾根部开始,以 1/2 重叠,螺旋向上包扎至腘窝下两横指处;压力强度以足背动脉搏动不减弱为宜,并且不能影响患者关节的活动。

5.5.2 弹力绷带的特性及适用范围

根据 2011 年版中华医学会创伤学会组织修复专业委员会编写的慢性创面诊疗指导意见,对下肢静脉性溃疡治疗的推荐意见:不论采取什么治疗手段,压力治疗都是必需的,且要持续而长久使用(A 级推荐)。使用压力治疗最有效的手段是使用弹力绷带。弹力绷带按照压力的大小分为 4 种:①轻度压力,踝部压力 1.88 ~ 2.67 kPa(14 ~ 17 mmHg),适用轻微的静脉曲张患者;②中度压力,踝部压力 2.40 ~ 3.20 kPa(18 ~ 24 mmHg),适用中度静脉曲张患者;③高度压力,踝部压力 3.33 ~ 4.67 kPa(25 ~ 35 mmHg),适合适用重度静脉曲张患者;④特高压力,踝部压力达 8 kPa(60 mmHg)。视患者具体情况在专业人员指导下使用。

压力疗法主要包括弹力绷带、非弹力绷带、间歇性气体力学压力疗法、弹力袜,治疗期间最常使用弹力绷带,治疗后续主要使用弹力袜。

弹力绷带有多种,包括短张(short-stretch)绷带和长张(long-stretch)绷带,因其具体材料和缠绕层数的不同,分为单层绷带和多层绷带,一般而言,多层(2 ~ 4 层)绷带固定佳,治疗效果优于单层绷带。①多层式(图 5.36),包括有棉垫、棉纱绷带、压力绷带及内聚性绷带,棉垫用以保护皮肤,棉纱绷带用以固定棉垫,压力绷带主要提供压力,内聚性绷带用以固定压力绷带,避免绷带下滑移位;②两层式(图 5.37),通常有两层,内层是棉垫或者泡沫层,用以保护下肢皮肤,吸收渗液,外层为弹力绷带,主要提供压力。

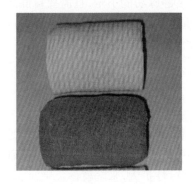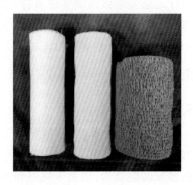

图 5.36　多层式弹力绷带

5

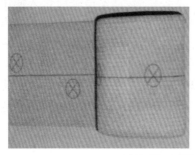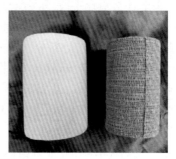

图 5.37　两层式弹力性绷带

（梁月英　谢举临）

5.6　下肢混合性溃疡的压力治疗

静脉功能不全和外周动脉疾病（peripheral arterial disease,PAD）联合导致的下肢混合性溃疡在临床中并不鲜见。压力治疗是下肢静脉性溃疡非手术治疗的首选方法,通过增加深静脉血流速度和静脉回流、改善淋巴回流和皮肤微循环,降低动态静脉压（ambulatory venous pressure）,来改善静脉血流动力学。在使用压迫治疗之前需确认该溃疡患者存在慢性静脉功能不全,且需要排除压力治疗的禁忌证,压力治疗禁用于重度外周动脉疾病（peripheral artery disease,PAD）、蜂窝织炎和急性深静脉血栓形成患者。

5.6.1　典型病例 6

5.6.1.1　简要病史

患者男性,88 岁,身高 1.72 m,体重 58 kg,BMI 为 19.6。不抽烟,少量饮酒。因"右下肢胫前区不明原因皮肤破溃不愈约 2 年"曾在多家医院就诊,创面未见好转并进行性扩大,来院就诊。

5.6.1.2　护理评估

（1）全身评估　患者有高血压病史,胃切除史,肺叶切除史,慢性阻塞性肺病史。长期口服安必善、百令胶囊、奥美沙坦等药物。

（2）局部评估　右下肢皮肤温暖,干燥,色素沉着,胫前区凹陷性水肿Ⅳ度。右下肢胫前区创面大小为 13.0 cm×17.3 cm,深 0.2 cm。创面基底 50% 红色组织、50% 黄色组织。创面边缘皮肤发红,伴增厚。创面大量脓性渗出,伴异味。创面周围皮肤压肿Ⅳ度,发红,皮温高(图 5.38、图 5.39)。足背动脉触诊:左足背动脉搏动（卌）。疼痛 NRS 静息状态下 2 分,清创时 5 分。ABI:0.7。

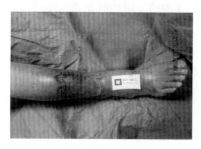
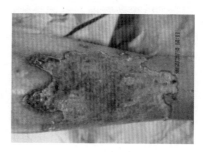

图 5.38　接诊时创面情况　　　　图 5.39　接诊时创面覆盖腐肉

（3）实验室及影像学检查　白细胞计数 $7.3×10^9$/L,超敏 C 反应蛋白 15.4 mg/L,创面分泌物培养为 100% 溶血葡萄球菌。双下肢动、静脉彩超提示:双下肢动脉内膜毛糙伴多发斑块形成,右下肢动脉频谱反向波消失,右下肢胫后动脉闭塞可能,左下肢胫后动脉重度狭窄;双下肢深静脉血流通畅。双下肢 CTA 提示:双下肢动脉粥样硬化;右下肢静脉提前显影,曲张显著,右下肢动-静脉瘘,右下肢软组织肿胀。

（4）社会及家庭支持系统　患者有社会医保,家庭经济条件可。

5.6.1.3　护理目标

该患者为动-静脉混合性溃疡。创面大、大量脓性渗液,伴感染。

护理目标:①实施安全的压力治疗以控制渗液;②有效控制感染。

5

5.6.1.4 创面处理

与血管外科联合诊治,确定治疗方案。

(1)**控制感染** ①全身抗感染治疗:给予左氧氟沙星注射液静脉滴注。②清创:聚维酮碘消毒后用刀片轻轻刮除创面表面坏死组织,辅以盐水纱布轻轻摩擦创面,以机械清创清除黏附的黄色腐肉。③换药时清除创面上的腐肉和坏死组织,减少细菌负荷。继续使用高渗盐敷料每天换药达到抑菌的目的(图5.40、图5.41)。

(2)**渗液管理** 高渗盐敷料换药1周后,换药时清除创面上的腐肉面黄色坏死腐肉已经清除干净,给予真空负压治疗,以促进创面愈合(图5.42、图5.43)。感染控制后使用真空负压治疗有效吸收创面渗液,促进表皮移行。后期创面渗出减少,改用脂质水胶体+泡沫敷料管理创面渗液,继续予压力治疗(图5.44、图5.45)。

(3)**混合性溃疡的压力治疗** 口服马栗种子提取物,改善微循环。嘱患者注意休息,抬高患肢以减轻下肢水肿情况。经血管外科医生会诊,判断为中度外周动脉病变,给予3层弹力绷带包扎进行压力治疗:第一层为棉纱绷带,第二层为高张弹力绷带,第三层为自粘绷带。第一层绷带包扎:从趾根部开始,环形包扎,第一层通常为接触层,无须加压,螺旋形包扎至腘窝下方两横指处,胶带固定;第二层弹力绷带包扎:从趾根部开始,将弹力绷带拉伸至安全长度并以50%的重叠率,螺旋形向上包扎,足跟部行"8"字形包扎,继续螺旋形包扎至腘窝下两横指,胶带固定;第三层自粘绷带包扎:方法同第二层弹力绷带包扎,无须胶布固定,在踝部达到约4 kPa(30 mmHg)的压力。嘱患者及家属密切观察趾端血运循环状况及是否存在接触性皮炎。

(4)**结果** 本案例为下肢混合性溃疡创面,伴创面大面积感染。请血管科医生会诊,明确外周动脉病变的严重程度,给予踝部压力值<5.33 kPa(40 mmHg)的多层绷带压力治疗。经全身治疗加上局部清创和高渗盐抑菌敷料的使用,1周后创面坏死组织清除,感染控制。后期以真空负压治疗促进创面肉芽组织的生长,使用脂质水胶体敷料覆盖创面防止新生表皮损伤,外盖泡沫敷料,治疗

29 d后创面愈合(图5.46、图5.47)。

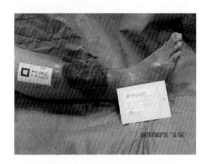

图5.40　首诊清创后创面

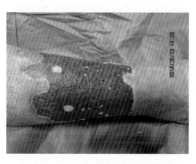

图5.41　治疗1周后创面床清洁
　　　　表皮生长

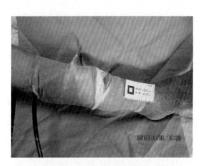

图5.42　真空负压治疗

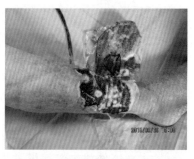

图5.43　真空负压治疗后新鲜肉
　　　　芽创面

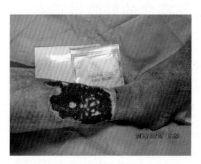

图5.44　脂质水胶体敷料保护创面

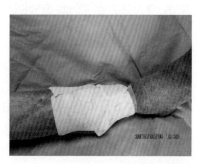

图5.45　外层使用泡沫敷料吸收渗液

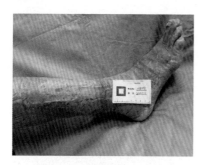

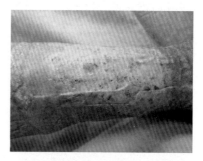

图 5.46　29 d 后创面愈合　　　　**图 5.47　29 d 后创面愈合外观**

5.6.1.5　健康教育

向患者及家属讲解下肢血液循环对创面预后的作用,建议血管外科就诊。平躺时用枕头抬高双腿,使其高于心脏水平。适当的锻炼,避免长时间站立或者坐着不动。嘱患者及家属密切观察趾端血运循环状况及是否存在接触性皮炎,注意下肢有无胀痛、脚趾有无发紫等压迫或缺血症状。如有异常可用手松解绷带,或者用钝头剪刀剪除绷带,注意绷带松解过程中要防止剪刀刺伤皮肤。

负压使用过程中指导患者识别负压存在的正常状态:可见明显管型,无液体外渗。教导患者负压吸引设备的摆放和按键使用方法。如出现活动性出血需要关停负压,及时就诊。

5.6.2　伴发轻中度外周动脉疾病的静脉性溃疡压力治疗

在使用压迫治疗之前需确认该溃疡患者存在慢性静脉功能不全,且需要排除压力治疗禁忌证,压力治疗禁用于重度外周动脉疾病(peripheral artery disease,PAD)、蜂窝织炎阶段和急性深静脉血栓形成的患者。在临床中静脉功能不全和 PAD 联合导致的下肢混合性溃疡并不鲜见。压迫治疗用于严重 PAD 患者可能会导致压力性损伤、有可能加重组织缺血导致肢体坏死等并发症,因此实施必要的检查排除外周动脉疾病非常重要。脉搏微弱或触诊不到脉搏或有外周动脉疾病危险因素的下肢溃疡患者,应进行无创动脉检查,如 ABI 或下肢动脉超声检查。一项关于下肢混合性溃疡的研究发现如果 ABI 大于 0.5 且脚踝绝对压力大于 8 kPa(60 mmHg),局部施以 5.33 kPa(40 mmHg)的无弹性压力未阻碍下肢动脉灌注。静态压迫治疗禁用于中度至重度 PAD 患者,对轻度至中度 PAD(依据为 0.6<ABI<0.9)患者使用时要非常谨慎。将 ABI 异常患者或有 PAD 症状患者转诊至血管科,以进一步评估确定创面护理方案。加压包扎时应保持肢体功能位,加强宣教详细解释压力治疗的重要性级压力过程当中可能出现的情况,交代绷带过敏等问题。

(胡宏鸳　魏惠燕　梁红燕　王　瑛)

多层绷带压力治疗法　　多层绷带压力治疗法　　　　压力治疗
（低张弹力绷带）　　　　（高张弹力绷带）　　（两层弹力绷带包扎法）

5.7　淤积性皮炎合并静脉性溃疡管理

淤积性皮炎又名低张力性皮炎、淤积性湿疹、静脉曲张性湿疹、重力性湿疹,是发生在慢性静脉功能不全患者中的常见下肢炎症性皮肤病,一般起病缓慢,起初在小腿足靴区或胫前区出现凹陷性水肿,休息后可消退,站立或行走时间长即又复现。识别淤积性皮炎并给予药物对症治疗和恰当的皮肤管理,以压力治疗和手术治疗解除下肢静脉高压状态可以有效管理淤积性皮炎。

5

5.7.1　典型病例 7

5.7.1.1　简要病史

患者女性,43 岁,身高 1.54 m,体重 70 kg,BMI 为 29.5,轻度肥胖。无烟酒嗜好,喜好荤菜。因"右内踝不明原因破溃不愈,近 4 个月创面逐渐扩大伴周围皮肤湿疹发痒"就诊。平日因为创面小,未予重视,后因创面周围发痒明显,清液样渗出增多,来院就诊。

5.7.1.2　护理评估

(1)全身评估　高血压病史 4 年,无规律服药。因创面影响日常生活和劳作,患者情绪焦虑明显。创面无疼痛。

(2)局部评估　右内踝创面大小 2.0 cm×1.8 cm,深 0.2 cm,基底 100% 红色组织覆盖。创面周围皮肤湿疹样改变伴炎性渗出,范围 14.5 cm×11.5 cm,创面及周围大量清液样渗出,无明显异味(图 5.48、图 5.49)。患者主诉奇痒无比,夜间尤甚,经常搔抓。右下肢皮肤温暖,小腿下方皮肤色素沉着,胫前区 Ⅱ 度水肿。右足背动脉搏动(+++),右下肢 ABI 1.02。

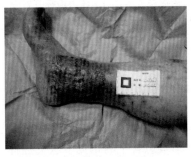 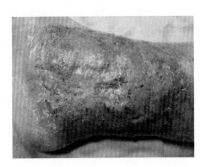

图 5.48　首诊时创面及周围皮肤湿疹情况

图 5.49　首诊时创面及周围皮肤湿疹情况近观

(3)实验室检查　免疫球蛋白 E 420.43 U/ml(正常值:1.31～165.3 U/ml),创面分泌物培养提示 100% 金黄色葡萄球菌。

(4)社会心理及家庭支持系统　患者经济紧张,家庭经济来源靠田间劳作。

5.7.1.3 护理目标

该患者局部湿疹加上经常搔抓导致周围皮肤破溃,并引发感染。

护理目标:①控制湿疹症状;②实施有效的渗液管理;③正确实施下肢皮肤护理。

5.7.1.4 创面处理

(1)**皮炎管理** 皮肤科就诊时给予曲安纳德益康唑软膏外涂,每日2次;西替利嗪片2片,每日1次口服。18 d后调整口服用药:酮替芬1 mg,每晚1次口服;依巴斯汀片10 mg,每日1次口服。局部处理:以生理盐水清洁创面及周围皮肤,纱布擦干。曲安奈德软膏外涂局部湿疹处皮肤,轻轻按摩至吸收。创面第一层使用脂质水胶体敷料,第二层使用藻酸盐敷料以吸收渗液,外层以干纱布覆盖,棉纱绷带局部固定(图5.50)。以此方法清洁后外涂曲安奈德软膏每日2次,外层纱布如有潮湿需及时更换。

(2)**渗液管理** 使用藻酸盐敷料吸收创面及周围皮肤过多的渗液。湿疹急性期要涂外用药物,暂时不予多层弹力绷带压力治疗,嘱患者坐位和卧位时抬高患肢高于心脏水平。湿疹控制后给予多层弹力绷带包扎,促进静脉回流(图5.51)。

(3)**周围皮肤管理** 患者下肢皮肤干燥,每次换药时温水清洁,周围皮肤以及湿疹愈合后的局部皮肤使用麻油或者护肤霜滋润。

(4)**结果** 本案例为淤积性皮炎伴发局部溃疡感染患者。局部皮炎表现为湿疹样变,有炎性渗出,瘙痒明显。患者在皮肤科就诊,予以全身和局部抗过敏用药,局部以脂质水胶体敷料和藻酸敷料换药。治疗12 d湿疹得以有效控制,第19天创面闭合(图5.52)。

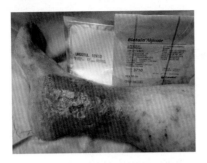

图 5.50　使用脂质水胶体与藻酸
盐敷料

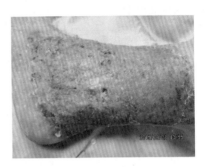

图 5.51　第 12 天湿疹控制

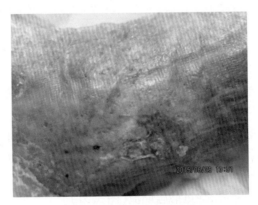

图 5.52　第 19 天创面愈合

5.7.1.5　健康教育

给予关于静脉性溃疡压力治疗、活动注意事项及平衡饮食的健康教育。

皮肤瘙痒的相关原因及皮肤护理注意事项。嘱患者每日用温和的清洁用品清洗,不要用碱性肥皂,以免加重皮肤干燥,可适度涂抹无香型保湿乳膏或软膏。瘙痒时不要用手搔抓,可至皮肤科就诊,根据医嘱使用软膏及药物。

5.7.2 淤积性皮炎和接触性皮炎治疗

（1）**淤积性皮炎** 淤积性皮炎的典型表现是长期水肿的腿上出现红斑、鳞屑、色素沉着（含铁血黄素沉积所致）和湿疹样的斑片或斑块和结痂，可能有脂肪皮肤硬化症。急性期可表现为严重的炎性渗出性斑块、水疱和结痂，继发感染则引起脓痂和（或）脓疱。当瘙痒存在时可因患者长期搔抓或摩擦而有不同程度的糜烂、渗出，导致苔藓样变。

当出现皮肤干燥和瘙痒时轻柔地清洁皮肤后使用润肤剂。存在红斑、瘙痒、水疱和渗出的急性淤积性皮炎患者，可外用皮质类固醇治疗，选择高效或中效皮质类固醇软膏用于受累皮肤，一日1次或2次，持续1~2周。有渗出性湿疹和结痂的患者可采用湿敷联合外用皮质类固醇治疗。对于伴有严重的水肿、渗出、湿疹或溃疡感染的患者，可与皮肤科联合诊治，给予全身和局部用药通过抗组胺药止痒，以抗菌药物控制感染，合理使用加压袜或多层弹力绷带配合治疗。

临床治疗淤积性皮炎时常给予药物对症治疗和皮肤护理，在合适时机给予外科手术治疗下肢静脉曲张等原发病，采用压力治疗等可以从根本上改善静脉高压状态，防止淤积性皮炎反复。

（2）**接触性皮炎** 接触性皮炎是变态反应性炎症性皮肤病，症状可表现为局部发红、瘙痒、形成水疱或大疱。慢性静脉功能不全患者出现接触性皮炎十分常见，同时接触性皮炎的发生还可能是静脉性溃疡的直接诱发因素。

一些治疗淤积性皮炎和静脉性溃疡的产品本身可能引发变应性接触性皮炎，如：润肤剂或保湿剂等含有致敏物（如香精和防腐剂）；局部使用的抗生素（新霉素、杆菌肽和磺胺嘧啶银）、含磺胺嘧啶银的敷料或者乳膏；还可能包括局部用的皮质类固醇。如果患者临床诊断为接触性皮炎，但在局部皮质类固醇恰当治疗后未见好转或者发生恶化，则应怀疑为局部用皮质类固醇过敏。

患者发生接触性皮炎时首先需要避免再次接触致敏剂。轻微

5

反应可采用润肤剂和局部用皮质类固醇治疗。必要时行斑贴试验以确定致敏物质,短期使用全身性糖皮质激素(如泼尼松)治疗。

(胡宏鸳　魏惠燕　梁红燕　王　瑛)

5.8　少到中量渗出下肢静脉性溃疡案例管理

有效的渗液管理可以缩短创面愈合时间,减少创面周围皮肤损害或感染,提高患者生活质量,减少换药次数和临床人力及资源投入,提高医疗效率。渗液管理的总体目标是维持创面湿度平衡以促进愈合。

5.8.1　典型案例 8

5.8.1.1　简要病史

患者男性,72 岁,身高 1.68 m,体重 75 kg,BMI 为 26.60,轻度肥胖。无烟酒嗜好。因"左外踝部皮肤擦伤致皮肤破溃不愈 20 余天"就诊。下肢静脉曲张 10 余年。曾在家中碘伏消毒治疗,创面逐渐扩大,前来创面门诊就诊。左外踝创面被黄色组织覆盖(图 5.53),创面大小为 1.6 cm×1.5 cm,深 0.2 cm,基底 50% 红色组织、50% 黄色组织,创面边缘干燥,角质增生。创面周围皮肤色素沉着伴暗红色,使用亲水纤维银(图 5.54)。

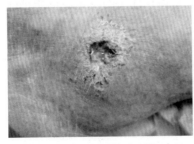
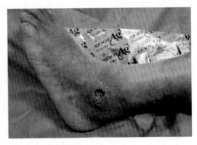

图 5.53　接诊时创面情况　　图 5.54　接诊当天使用亲水纤维银

5.8.1.2 护理评估

(1)**全身评估** 患者伴静脉曲张病史 10 余年、高血压病史 8 年,口服北京 0 号降压片。左下肢可见浅静脉曲张,左小腿Ⅱ度凹陷性水肿,活动轻度受限,左侧足背动脉搏动可及。无肢体麻木,四肢未见杵状指(趾),四肢肌张力未见异常。

(2)**局部评估** 患者左小腿Ⅱ度水肿,左外踝创面大小约 1.6 cm×1.5 cm,深 0.2 cm,75% 黄色坏死组织覆盖,25% 红色组织。伴少许脓性分泌物,无明显异味;周围皮肤为暗红色,疼痛 NRS2 分。左小腿Ⅱ度水肿,左下肢活动轻度受限,左侧足背动脉搏动可及,左下肢 ABI 1.12。

(3)**实验室检查** 白细胞计数 $4.3×10^9$/L,超敏 C 反应蛋白 2.2 mg/L。创面分泌物培养为 100% 金黄色葡萄球菌。

(4)**社会及家庭支持系统** 患者医保,经济条件一般,家中子女支持度可,情绪稳定。缺乏下肢静脉性溃疡疾病治疗相关知识。

5.8.1.3 护理目标

护理目标:①控制感染;②促进下肢血液回流,减轻下肢肿胀;③根据创面不同阶段管理渗液。

5.8.1.4 创面处理

(1)**清除坏死组织** 用 5% 聚维酮碘消毒创面周围皮肤,生理盐水清洁创面及周围皮肤,纱布擦干创面周围皮肤,用无菌镊子清除坏死组织。

(2)**控制感染** 清创后,创面局部使用亲水纤维银进行抗感染治疗。视渗液情况每 5 d 换药 1 次。

(3)**敷料选择** 清创后渗液较多,患肢肿胀,且患者为门诊患者,从家中到医院换药需要 1 d 时间,本案选用亲水纤维银进行局部控制感染治疗、外层予以无菌纱布覆盖(图 5.55),每 5 d 换药 1 次;经过 6 次换药,患者创面组织 100% 为红色组织,创面缩小,左小腿肿胀明显消退,创面渗液较前减少,改用藻酸盐覆盖创面,外层使用薄型水胶体,以营造创面湿润环境,促进创面表皮移行。

（4）压力疗法　本案患者有静脉曲张病史 10 余年；患者左足背动脉搏动可及，ABI 1.12，提示下肢动脉血供正常，可以行压力治疗。

（5）全身综合治疗　口服马栗种子提取物改善下肢血液循环，促进创面愈。营养宣教，均衡摄入高蛋白，新鲜蔬菜水果，少食腌制食品及禁烟酒。

（6）结果　本案例遵循 TIME 原则，使用湿性愈合敷料，通过清除创面坏死组织，预防感染，压力治疗促进下肢静脉血液回流，控制创面渗液，营造适合创面愈合的环境促进表皮移行，治疗 35 d，创面完全愈合（图 5.56）。

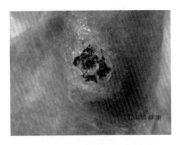

图 5.55　6 次换药后创面情况

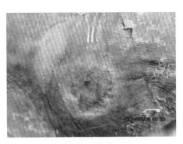

图 5.56　创面愈合

5.8.1.5　健康教育

解释随着创面逐渐愈合，渗液量会逐渐减少。解释各阶段目标和所用敷料的作用、更换间隔，每次换药告知创面情况，增强其治疗信心。

讲解压力治疗的目的，强调不能随意松解或加紧创面上的压力绷带。宣教并指导患者学会观察趾端皮肤是否有变色，若趾端皮肤苍白或发紫或疼痛不适时，及时松解绷带。

指导日常生活护理，避免长时间站立、下蹲或行走，休息时抬高左下肢，休息时双下肢可做踝部背伸背屈锻炼，改善下肢肌泵功能。

告知下肢静脉性溃疡易于复发，建议创面愈合后也应长期穿弹力袜。重视足部皮肤护理，保持皮肤清洁滋润，避免抓痒，避免外伤。

5.8.2　创面渗出液与敷料选择

（1）渗液的作用及评估　当存在创面时,局部炎症反应导致毛细血管通透性增高,液体渗入创面周围组织,并积聚在创面床上,形成创面渗出液。它的主要成分是水、电解质、营养物质、蛋白质、炎症介质、蛋白消化酶(如基质金属蛋白酶)、生长因子、代谢产物及各种不同的细胞(如中性粒细胞、巨噬细胞及血小板)。正常渗液呈透明淡琥珀色,黏度低,无气味。渗液的主要作用是促进关键的愈合因子(如生长因子和免疫因子)扩散以及细胞在创面床上的迁移。此外还能促进细胞增殖,为细胞代谢提供营养,促进坏死组织自溶。在创面愈合中起着重要作用。有效渗液管理的基础是综合性评估,渗液的评估需考虑创面组织类型、创面面积大小、创面愈合阶段、创面渗液特点(颜色、性质、量、气味或黏度)以及患者全身性因素。

（2）合理选用敷料维持创面湿度平衡　渗液过多或过少都会妨碍创面愈合。当创面干燥,周围皮肤萎缩、角化,敷料粘连创面时,说明需要增加创面湿度,可通过减少换药频率、调整创面敷料(选择渗液吸收少的敷料,或者保湿效果更强的敷料)来保持创面湿度。当创面可见少量渗液,周围皮肤完整,敷料接触层见少量渗液,且无创面粘连,说明创面湿润度适中,可维持原换药频率及敷料。当创面潮湿见大量分泌物,周围皮肤浸渍,敷料渗透或渗漏,说明创面湿度过高,可通过增加换药频率、调整创面敷料(选择渗液吸收力更强的敷料)、同时关注全身状况比如水肿的控制,感染治疗。

本案例初期有感染,渗液量中等,选择亲水纤维银敷料,利用银离子的抗菌作用,通过羧甲基纤维素钠遇渗液形成凝胶状,贴合创面床,锁定创面渗液,提供创面所需的湿性环境,避免创面周围皮肤浸渍,减轻患者痛苦。当创面感染控制,肉芽组织新鲜红润时,改用藻酸盐敷料吸收渗液形成凝胶,继续为创面提供理想的湿润环境,促进创面表皮的移行,促进创面的愈合。在表皮移行期,渗液少,当用藻酸盐敷料将造成创面过干,因此外层敷料选择水胶体敷料。水

5

胶体敷料是由有弹性的聚合水凝胶与合成橡胶和黏性物混合加工而成的敷料。敷料中最常见的凝胶为明胶、果胶、羧甲基纤维素钠，外层为聚氨酯薄膜、聚氨基甲酸乙酯。水胶体的厚度决定其吸收渗液的能力，根据吸收渗液的能力不同分为标准型水胶体和薄型水胶体。水胶体能创造湿性密闭环境，保持创面湿润，促进自溶性清创；提供低氧环境，加速新微血管增生，促进肉芽生长，利于表皮移行；隔绝细菌、防水、透气、保温，可以沐浴。起到较好的保湿效果，创造湿性密闭环境，促进表皮移行。

（邱　瑾　胡宏骛　梁红燕　魏惠燕　王　瑛）

5.9　大量渗出下肢静脉性溃疡案例管理

5.9.1　典型病例 9

5.9.1.1　简要病史

患者女性，78 岁，身高 1.58 m，体重 50 kg，BMI 为 20.1。因"不明原因致左小腿后侧皮肤破溃不愈半年"就诊。患者双下肢静脉曲张 10 余年，久站后下肢酸胀不适。半年前发现左小腿后方皮肤破溃，因创面小，未予重视，一直在家中自行用中草药治疗，现因创面进行性扩大，遂来院就诊。首诊时创面大小 7.6 cm×6.8 cm，深 0.2 cm，创面组织形态，100% 黄色组织，创面边缘干燥，角质增生，创面周围皮肤色素沉着。

5.9.1.2　护理评估

（1）全身评估　患者既往患银屑病 40 余年，伴静脉曲张病史 10 余年，不抽烟，不饮酒。左下肢静脉造影提示：左下肢静脉曲张，深静脉瓣膜功能不良。

（2）局部评估　左下肢皮肤温暖，干燥，色素沉着，胫前区凹陷性水肿Ⅳ度，创面周围皮肤压肿Ⅳ度。左小腿后方创面（图 5.57、

图5.58),创面大小7.6 cm×6.8 cm,深0.2 cm,基底100%黄色组织。创面边缘皮肤干燥,角质增生,无明显发红。清创后大量创面渗液,无明显异味。静息状态下局部创面疼痛NRS 3分。左下肢胫前区及创面周围皮肤凹陷性水肿Ⅳ度,皮肤温暖,左足背动脉搏动（╫），左下肢ABI:1.13。

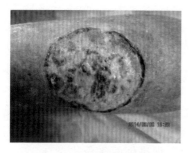

图5.57　接诊时创面情况

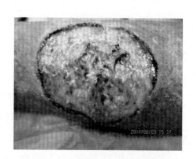

图5.58　接诊清创后创面情况

（3）实验室检查　白细胞计数$4.8×10^9$/L,超敏C反应蛋白2.5 mg/L。创面分泌物培养结果显示:100%铜绿假单胞菌。

（4）社会心理及家庭支持系统　因创面长期不愈且逐渐扩大,影响日常生活,患者情绪焦虑。社会医保,家庭经济条件可。

5.9.1.3　护理目标

护理目标:①控制感染;②有效管理创面渗液;③患者知晓下肢静脉性溃疡治疗相关知识,提高依从性。

5.9.1.4　创面处理

（1）清除坏死组织　用5%聚维酮碘消毒创面及周围皮肤,用无菌刀片或镊子去除创面表面黄色坏死组织,生理盐水清洁创面及周围皮肤,纱布擦干。

（2）控制感染　首次接诊时,予创面分泌物细菌培养。每次换药予清创,创面局部使用高分子渗液吸收贴覆盖(图5.59),视渗液情况及时调整换药频率。

（3）敷料选择　患者下肢Ⅳ度肿胀,创面局部有感染症状,本案选用高分子渗液吸收贴进行渗液吸收,每 3 d 换药 1 次;第 14 天(图 5.60),患者创面由 100% 黄色坏死组织转变为 50% 黄色坏死组织+50% 红色组织,且创面可见表皮移行,继续使用高分子渗液吸收贴,每 5 d 换药 1 次。第 33 天(图 5.61)创面渗液较少,创面为 100% 红色组织,继续予高分子渗液吸收贴使用,每周换药次,第 55 天创面愈合(图 5.62)。

(4)压力治疗　本案患者左下肢静脉造影提示:左下肢静脉曲张,深静脉瓣膜功能不良。患者左足背动脉搏动(+++),ABI 为 1.13,提示下肢动脉血供正常,没有压力治疗的禁忌证。换药时给 3 层弹力绷带加压包扎,促进静脉回流,减轻水肿,减少渗出。

(5)全身综合治疗　宣教均衡营养,多进食高蛋白食物,多吃新鲜蔬菜水果,忌烟酒、少食辛辣、煎炸、腌制等高盐高脂食物。口服马栗种子提取物改善下肢血液循环,促进创面愈合。

(6)结果　本案患者通过清创,高分子渗液吸收贴换药,压力治疗,有效管理渗液,保持创面床湿性愈合环境,经过 55 d 治疗,创面愈合。

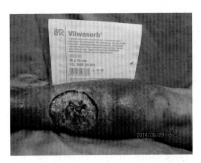

图 5.59　使用高分子渗液吸收贴

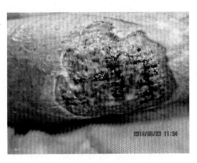

图 5.60　换药第 14 天创面情况

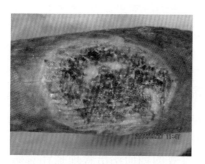

图 5.61　换药第 33 天创面情况

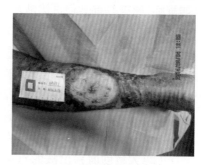

图 5.62　第 55 天创面愈合

5.9.1.5　健康教育

　　向患者和家属讲解下肢静脉性溃疡往往伴有大量渗出,通过感染控制、压力治疗和高分子渗液吸收贴管理渗液。根据创面情况前期需要加强换药,后期随着渗液量下降,适当延长换药间隔时间。以取得患者理解和配合。

　　宣教压力治疗相关注意事项,宣教并指导患者学会观察趾端皮肤是否有变色,若趾端皮肤苍白或发紫,及时松解绷带。告知下肢静脉性溃疡易于复发,建议创面愈合后也应长期穿弹力袜。

　　指导患者日常生活护理,避免长时间站立、下蹲或行走,休息时抬高左下肢,坐位时脚高于臀水平,卧位时高于心脏水平。休息时双下肢可做踝部背伸背屈锻炼,改善下肢肌泵功能;重视足部皮肤护理,保持皮肤清洁滋润,避免抓痒,避免外伤。指导患者合理膳食,营养均衡,进食高蛋白,新鲜蔬菜水果,少食腌制食品及禁烟酒。

5.9.2　创面渗出液评估及管理

　　(1)创面渗出液量影响因素　适量的渗液有利于维持湿性愈合环境,然而渗液不足或过多均可能影响愈合。影响创面渗出液量的因素通常有:创面面积大小,如大面积烧烫伤通常渗液量大;组织损伤程度,如表皮损伤渗液量少,深层组织损伤因坏死组织增多而渗液量增加;任何能增加毛细血管渗透性或诱发组织水肿的因素,

5

如炎症、感染等都会促进渗液产生;随着创面逐步愈合,渗液量通常会逐渐减少。全身性因素如全身水肿会导致渗液量增加,而当患者脱水、低血容量性休克、存在微血管病变或者缺血性疾病等因素时,创面渗出液量会减少。此外渗液评估及管理策略实施到位,如通过全身性干预,或者适当情况下抬高创面位置或加压治疗可以减少创面渗出;换药频率及敷料选择,通过增加或减少换药频率;调整渗液吸收能力强或低的敷料来实现创面渗出液量的控制。

(2)大量创面渗出液的管理 有效的创面渗出管理是针对病因的管理,比如下肢静脉性溃疡创面,一旦实施有效的压力治疗即可显著降低渗液量。大量创面渗出时需要降低创面湿润度,重新评估渗液管理策略,通过增加换药频率、选择渗液吸收力更强的敷料来吸收渗液,保护创面床和周围皮肤。同时关注全身状况比如水肿的控制,抗感染治疗,适当抬高患肢或加压治疗,可使局部创面渗出减少。

(3)高分子渗液吸收贴 高分子吸收贴是一种高分子渗液吸收材料,可以吸收大量渗液,具有锁水锁菌功能,可防止渗液溢出后浸渍创面,同时通过换药清除坏死组织和细菌,不粘连创面,为重度渗出的创面创造洁净、健康的创面。国外有报道该敷料应用于不同原因导致的下肢溃疡创面,能充分吸收大量渗出物,减少细菌负荷,促进创面愈合。本案应用其高吸收性能和锁菌锁水的作用,减少创面细菌负荷,通过调整换药频率来管理创面渗液。

(邱 瑾 胡宏鸯 梁红燕 魏惠燕 王 瑛)

渗液管理临床实践

5.10 多种清创方式联合处置静脉性溃疡创面

创面清创是静脉性溃疡治疗的必要组成部分。失活组织的存在会增加出现局部细菌感染和脓毒症的可能性,降低创面治愈率,以及降低局部治疗和全身性抗生素的有效性。通过清创使创面肉芽生长,促进创面愈合。

5.10.1 典型案例 10

5.10.1.1 简要病史

患者男性,80 岁,身高 160 cm,体重 80 kg,BMI 为 31.3,肥胖。因"左小腿段下 1/3 段内外侧不明原因破溃 4 个月,进行性扩大伴疼痛加重"于 2018 年 5 月 16 日来院就诊。曾在当地医院住院治疗,效果不佳。

5.10.1.2 护理评估

(1)**全身评估** 高血压病史数年,口服降压药物治疗,血压控制良好。2011 年因左下肢静脉曲张行静脉血栓抽剥术。

(2)**局部评估** 左下肢皮肤温暖,小腿皮肤色素沉着明显。左小腿内侧创面大小为 11.5 cm×5 cm,深 0.2 cm,基底 25% 黄色痂皮、75% 红色肉芽组织,肉芽质硬。左小腿外侧创面大小为 11.7 cm×6.0 cm,深 0.2 cm,基底 50% 黄色痂皮、50% 红色肉芽组织,肉芽质硬。两处创面均为少量渗出,无异味(图 5.63 ~ 图 5.66)。患者主诉创面干痛,周围组织稍有胀痛,静息状态下疼痛能忍受,触碰时疼痛不能耐受,采用描述法疼痛评分为 5 ~ 6 分。右下肢 ABI 1.18,右足背动脉搏动(+++),胫前区Ⅲ度水肿。

5

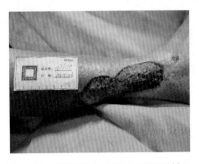

图 5.63　首诊时左小腿内侧创面情况

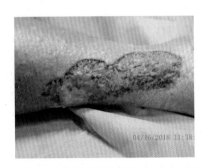

图 5.64　首诊时左小腿内侧创面情况

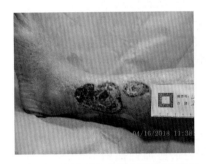

图 5.65　首诊时左小腿外侧创面情况

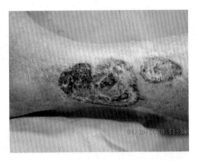

图 5.66　首诊时左小腿外侧创面情况

（3）实验室检查　创面分泌液培养为 100% 铜绿假单胞菌。

（4）社会心理及家庭支持系统　患者农村医保，家里有 4 个子女，支持系统良好。

5.10.1.3　护理目标

该患者创面同时存在不同形态的失活组织，有效的清创为进一步创面闭合做准备。

护理目标：①实施有效的疼痛管理；②采用联合清创法，促进肉芽组织生长；③正确实施下肢皮肤护理。

5.10.1.4　创面处理

（1）疼痛管理　评估患者静息时、触碰创面、清创及清创结束后等状态下的疼痛分值,转介疼痛科共同确立疼痛管理方案。清创前 1h 口服消炎镇痛药西乐葆 1 片。锐器清创开始前,局部使用 5% 利多卡因溶液湿敷 10 min,清创过程中持续评估患者的疼痛状况。当患者主诉疼痛加剧时暂停操作,并告知患者可以随时喊停。

(2)联合清创 使用超声清创(图 5.67)和刀片锐器(图 5.68)清创交替的方式,去除创面上的坏死组织;使用高渗盐敷料覆盖创面(图 5.69),揭除旧敷料时,可机械性清除失活组织。根据渗出情况,每周换药 2~3 次。

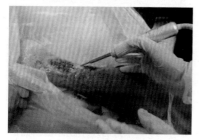

图 5.67 超声清创

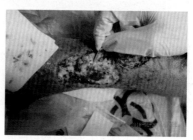

图 5.68 刀片锐器清创

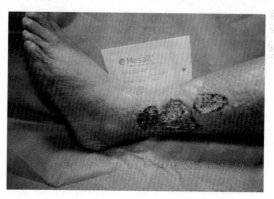

图 5.69 敷料机械性清创

(3)周围皮肤管理 患者下肢皮肤干燥,每次换药时温水清洁创面周围皮肤,并使用麻油或者护肤霜滋润,增加患者的舒适度以及提高压力治疗的依从性。

5

　　（4）结果　本例患者高龄、创面面积大、创面坏死组织多,通过对患者疼痛情况的评估与疼痛科医生联合有效进行疼痛管理的同时,采用多种清创方式分次、有效地进行清创,并注意患者换药过程中和换药后患者对疼痛的反应。治疗 1 个月后,创面内外侧大小分别为 11.5 cm×5 cm、深 0.1 cm 及 11.7 cm×6 cm、深 0.1 cm,基底均100% 红色肉芽（图 5.70、图 5.71）,与患者及家属讨论创面闭合方式,经家属商量后决定转诊至整形科行植皮术。

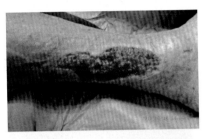 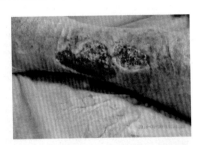

图 5.70　1 个月后左小腿内侧创面情况　　图 5.71　1 个月后左小腿外侧创面情况

5.10.1.5　健康教育

　　（1）疼痛管理　告知患者疼痛会影响创面愈合。用语言正确表达疼痛性质和严重程度,掌握疼痛缓解的方式,通过音乐疗法、放松疗法以及药物进行有效疼痛管理。

　　（2）讲解创面治疗各阶段的处理目标和处理方法　让患者及家属了解清创的必要性。

5.10.1.6　各类慢性创面清创术及注意事项

　　创面闭合需要良好的创面床准备。失活组织的存在会增加出现局部细菌感染和脓毒症的可能性,降低创面治愈率,以及降低局部治疗和全身性抗生素的有效性。创面清创是静脉性溃疡治疗的必要组成部分。

　　创面清创术即去除创面中愈合不良组织、失活组织、坏死组织,异物及细菌生物膜等阻碍创面愈合的因素,直至周围健康组织暴露出来,为创面愈合营造一个良好的环境。目前临床上常用的清创方法有:外科清创、机械清创、自溶清创、化学清创、酶学清创、生物清创、超声清创等。

5.10.2 外科清创(外科手术清创)

外科清创指在无菌环境下(通常为手术室),在麻醉监护下,由医生对具有外科清创指征的慢性创面,进行手术清创,一次性彻底清除坏死组织,暴露新鲜健康组织为止。

(1)外科保守清创(保守性锐器清创、床边锐器清创) 采用手术刀或者其他锐性器械(如剪刀或刮匙)去除失活组织和累积的残留物(生物膜)。该清创,在门诊或病房即可实施,但必须由经过专门培训的医生或有资质的专科护士实施操作。该清创方式虽有微创,出血少,疼痛轻,使用具有一定的安全性等优点,但由于难免残留坏死组织,通常需分多次进行。

(2)机械性清创(物理清创) 指一种通过机械力快速清除创面中坏死组织、腐肉、异物和杂质等的清创方法,包括水流冲洗法、机械性洗刷、机械性揭除、连续性创面的冲洗等。该清创操作简便易行,取材容易、成本低。

(3)自溶性清创(敷料清创) 指应用半封闭或全封闭式敷料覆盖创面,维持创面湿性环境,利用创面渗液内的有效成分(如炎性因子、吞噬细胞和蛋白水解酶等),通过软化、水解、自溶坏死组织,达到清创目的。适合用于黄色坏死组织覆盖的创面,对于黑色硬痂,可先期采用湿性敷料覆盖创面约 24 h 自溶,等待创面边界分离后采用锐器清创,可减少对周围正常组织的损伤。因其清创无痛无创,且对正常组织没有损伤,特别适用于高龄体弱患者,但清创过程较长。这种清创方法禁用于感染创面。

(4)超声清创 利用超声波在液体中的空化效应。在不损害正常组织的前提下,破坏细菌生物膜,有效去除细菌,清除坏死组织,促进成纤维细胞内胶原蛋白的释放和创面局部微循环的一种无痛的物理清创法。该清创杀菌效果好,疼痛轻微,尤其适合各类开放性创面。

5

　　(5)化学清创(酶学清创)　酶清创涉及在创面处应用外源性的酶类药物,胶原酶以促进内皮细胞和角质形成细胞的迁移从而刺激血管生成和上皮形成作为其作用机制,而非作为严格的清创药物起作用。对于需要清创但不适合外科手术的患者,也是个非常好的选择。缺点是酶制剂成本高,费用较贵,需医生处方。

　　(6)生物清创(幼虫清创、蛆疗)　将无菌培养的幼蛆虫放在创面表面,盖上湿生理盐水纱布,外层盖密闭性敷料,利用幼蛆虫吞食坏死组织,分泌制造蛋白酶,以分解、液化、溶解坏死组织,其排泄物的杀菌和抑菌作用等,促进创面新鲜肉芽组织生长。活体蛆虫的无菌处理过程复杂:常于喂养的 2~3 d 取出蛆虫。先用生理盐水反复冲洗,将幼虫分别放在 3.5% 甲醛生理盐水溶液中 5 min;然后依次放入 2% 过氧化氢溶液、5% 碘仿溶液、5% 含氯消毒液、75% 乙醇中各 3 min。最后用蒸馏水洗涤,对消毒的蛆体表面经细菌和病毒学检验证实无细菌和病毒存在,此无菌状态下方可用于活体临床。该生物清创方法临床获取不容易,费用昂贵;实施过程不容易被患者接受,目前临床运用较少。

　　静脉性溃疡创面由于会同时存在不同形态的坏死组织,近年来出于疼痛、疗效等各方面因素考虑,联合清创越来越多地被提倡。在清创操作前应评估各类清创方法的风险;个体化考虑患者是否存在适应证和禁忌证,评估患者的全身情况及创面床局部情况,评估患者及家属的治疗目标(姑息治疗、创面床准备后适时转外科治疗还是治愈)和主观意愿等因素以采用合适的清创方案。

(魏惠燕　胡宏鸯　梁红燕　王　瑛)

清创

5.11　下肢静脉性溃疡疼痛管理

　　静脉性疾病相关的疼痛常与受累静脉、皮肤改变或溃疡直接相关。世界创面愈合协会将创面相关性疼痛(wound-related pain, WRP)定义为:与开放性皮肤损伤直接相关的一种不良症状和不愉快的经历。患者常在揭除敷料、创面清洗、清除坏死组织等过程中感到疼痛。

　　疼痛是由神经-内分泌系统参与的身心反应,疼痛会使自主神经系统兴奋,下丘脑-垂体-肾上腺轴受到刺激,引起体内类固醇激素的释放,创面局部组织发生缺氧等情况,从而影响创面愈合的整个过程,同时也会严重影响患者的生活质量。

5.11.1　典型病例 11

5.11.1.1　简要病史

　　患者男性,78 岁,身高 1.65 m,体重 61 kg。因"擦伤致左小腿皮肤溃疡,反复不愈 2 年余"就诊血管外科。曾在多家医院治疗未见好转,血管外科以"下肢静脉曲张性溃疡"转介创面造口专科就诊。

5.11.1.2　护理评估

　　(1)全身评估　患者有静脉曲张数十年,未曾正规治疗过。

　　(2)局部评估　患者左小腿内侧下 1/3 区域皮肤发亮,皮温热,皮肤干燥,炎性发红,色素沉着。创面大小 12.0 cm×11.5 cm,深 0.2 cm,大量黄脓性渗液伴有恶臭。基底 75% 黄色组织、25% 红色组织,创面边缘不规则,干燥(图 5.72)。创面局部触痛 NRS 4 分,清创时 NRS 8 分,静息状态 NRS 3 分。左下肢足背动脉搏动(++),胫前区凹陷性水肿 Ⅳ 度,创面周围皮肤水肿 Ⅳ 度。左下肢 ABI 1.32。

5

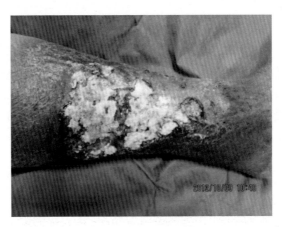

图 5.72　首诊时创面情况

(3)实验室及影像学检查　白细胞计数 5.4×10^9/L；超敏 C 反应蛋白升高(12.7 mg/L)。活检组织病理学检查:皮肤组织,溃疡伴炎性肉芽组织增生。创面培养提示:100% 奇异变形菌。血管彩超检查示左下肢动脉段内膜毛糙,足背动脉血流速度下降。多普勒血流图显示左下肢动脉钙化可能。

(4)社会及家庭支持系统　患者农村医疗保险,家庭及经济支持良好。因创面迁延不愈,家属及患者对治疗信心不足、焦虑。

5.11.1.3　护理目标

护理目标:①创面尽快愈合;②患者掌握静脉性溃疡预防知识;③控制疼痛,患者情绪稳定,配合治疗。

5.11.1.4　创面处理

(1)创面清洗　用 0.5% 聚维酮碘溶液消毒创面及周围皮肤,生理盐水清洁创面及周围皮肤,纱布擦干。

(2)敷料选择　前期创面渗液较多时,选用藻酸盐银离子敷料和泡沫敷料(图 5.73),控制感染、促进创面自溶清创及吸收渗液;第13天创面较前改善(图 5.74),大小 11.4 cm×9.4 cm,深约

0.2 cm,基底 50% 黄色组织、50% 红色组织,见粉红色表皮移行,肉芽水肿明显,大量黄脓性渗液,恶臭,疼痛 NRS 8 分。左下肢胫前区凹陷性水肿及创面周围皮肤水肿Ⅳ度。渗液管理成为难题,加强对患者的宣教,缩短换药频率。

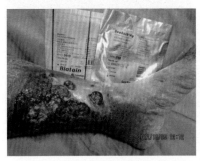 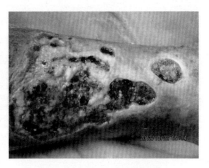

图 5.73　清创后创面及治疗方案　　　图 5.74　第 13 天创面情况

（3）压力治疗　患者多普勒血流图示左下肢动脉钙化可能,ABI 1.32。咨询血管外科医生该患者可以给予压力治疗。对左下肢进行 3 层弹力绷带压力治疗。

（4）周围皮肤管理　大量渗液导致周围皮肤浸渍,予以皮肤保护膜保护性使用,压力治疗前予周围皮肤滋润剂涂抹。

（5）疼痛管理　疼痛科会诊给予利多卡因局麻,并配合长效口服止痛片。

（6）控制感染　全身抗感染治疗,给予抗生素头孢丙烯胶囊口服。局部创面予抗菌敷料藻酸盐银使用。

（7）结果　本案例患者通过选用新型敷料、压力治疗以及有效的疼痛控制,第 30 天创面明显改善（图 5.75）,下肢胫前区凹陷性水肿及创面周围皮肤水肿Ⅱ度,大小 11 cm×6 cm,深 0.2 cm,基底 25% 黄色组织、75% 红色组织,肉芽水肿情况改善,中等量黄脓性渗液,轻微异味。周围皮肤黄色干痂明显,左下肢胫前区凹陷性水肿及创面周围皮肤水肿 2 度,疼痛由一直以来的 8 分降低至 4 分。第 50 天创面（图 5.76）大小 4.5 cm×1.6 cm,深 0.2 cm,基底 25% 红色

5

组织、75% 粉红色组织,中等量黄脓性渗液,无异味。左下肢胫前区凹陷性水肿及创面周围皮肤水肿 1 度,疼痛 2 分。创面后期在渗液得到很好管理后,表皮移行顺利,59 d 后创面愈合(图 5.77)。

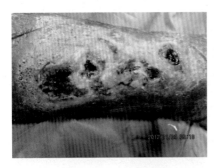

图 5.75　第 30 天创面情况

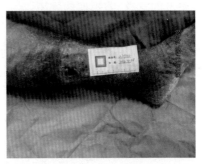

图 5.76　第 50 天创面情况

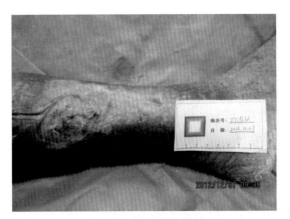

图 5.77　创面愈合

(李爱妮　胡宏鸯　魏惠燕　梁红燕　王瑛)

5.11.1.5　健康教育

(1)疼痛宣教　向患者及家属讲解疼痛评分,止痛药物的作用、使用方法、重要性,消除其使用止痛药物的顾虑。确保足够的休息和睡眠,缺乏休息和睡眠会降低患者的疼痛阈值,增加疼痛感。

（2）适当的锻炼　避免长时间站立或者久坐着不动。向患者及家属讲解压力治疗的重要性及注意事项,勿自行拆除绷带。

（3）指导患者合理膳食　营养均衡,进食高蛋白,新鲜蔬菜水果,少食腌制食品及禁烟酒。

5.11.1.6　注意事项

（1）**正确选择敷料**　选择合适的敷料对于创面的愈合有至关重要的作用。本案患者创面基底 75% 黄色组织且渗液较多伴有恶臭,选择了藻酸盐银离子敷料控制感染、进行创面自溶清创,去除坏死组织,外层使用泡沫敷料吸收渗液,维持湿性温和的环境。另外,该患者下肢溃疡时间长,创面创面较大,下肢水肿程度高,经血管外科医生会诊排除动脉性疾病,决定在处理创面的同时使用压力治疗。

（2）**技术要点**　遵循创面床准备原则,正确对创面进行评估分期后,针对分期采取相应的干预措施,积极为创面创造相对适宜的微环境,加快创面愈合。本案前期患者创面触碰及清创时疼痛剧烈,及时请疼痛科会诊并调整疼痛控制方法,大大加快了清创速度,及时去除坏死组织后,使得创面感染得到控制,促进了创面的愈合能力。

（3）**其他**　加强健康教育及心理护理,安慰患者并对患者耐心解释创面愈合过程,提高患者依从性,增强其信心。掌握动、静脉血管性溃疡的特征,溃疡处理过程中应多学科协作,及时请相关科室会诊。

5.11.2　疼痛与创面管理

疼痛带来的危害是由神经-内分泌系统参与的身心影响:疼痛会使自主神经系统兴奋,下丘脑-垂体-肾上腺轴受到刺激,引起体内类固醇激素的释放,创面局部组织会发生缺氧等情况,从而影响创面愈合的整合过程,同时也会严重影响患者的生活质量。

（1）**疼痛评估**　从医学伦理学的角度出发,每一个医务人员都应充分认识到患者有陈述疼痛、得到完善镇痛、受到尊重并得到心理和精神上支持的权利。及时准确地诊断有助于医务人员为患者制订个体化的疼痛管理方案。疼痛评估可以从以下几方面进行：①患者主诉，患者对疼痛的主诉，包含疼痛的特征和强度，是最可靠的评估。②病史采集，除一般病史外，还应该了解既往疼痛史及治疗情况，需要了解疼痛部位、疼痛强度、疼痛时间、疼痛性质、加重或缓解疼痛的因素等。③体格检查，包括详细的神经系统评估。④实验室检查和影像学检查，当患者的病史或体格检查提示疼痛的特定原因（即风湿性、感染性或肿瘤性病因）时，应安排相应的检查。

（2）疼痛评估工具　目前已有很多种量表来衡量疼痛强度，但没有哪一种量表明显优于另一种。数字评分法可能是最常用的疼痛强度评估工具。对单个患者的疼痛评估，在不同时间点应始终采用一致的衡量方法。让患者对就诊时存在的疼痛和之前一周内的疼痛情况进行评分。常见的疼痛强度评估量表有：数字评分法（numeric rating scale，NRS）、疼痛程度分级法（0～Ⅲ级）、视觉模拟法（visual analogue scale/score，VAS）、Wong-Baker 脸谱法。常见的疼痛性质评估量表有：ID-疼痛量表（ID pain 量表）、利兹神经病理性症状和体征疼痛评分量表（LANSS 量表）、神经病理性疼痛问卷（NPQ 量表）、神经病理性疼痛 4 问题量表（Douleur Neuropathique 4 questions，DN4 量表）。

（3）敷料选择与疼痛管理　镇痛药物是治疗创面相关疼痛的方法之一，此外合适的敷料也能减轻患者的疼痛。创面过干容易造成换药过程中敷料粘连，导致创面床和创面周围组织的二次损伤而引起疼痛。该案例中患者选用藻酸盐银敷料具备抗炎杀菌功能，降低更换频率，减少对局部创面的刺激、减少炎症反应而导致的疼痛。同时其具有很好的吸收性和顺应性，吸收渗液后形成的凝胶在创面局部形成湿性愈合环境，促进创面自溶性清创，降低锐器清创所带来的疼痛。泡沫敷料高效的渗液管理能力，减少皮肤浸渍，同时在患者创面周围脆弱的皮肤使用皮肤保护膜（液体状丙烯酸酯），防止表皮脱落、损伤、浸渍、皮炎等阻碍创面愈合，减少患者不舒适的因素,降低疼痛。

（李爱妮　胡宏鸯　魏惠燕　梁红燕　王　瑛）

创面敷料的分类及使用

参考文献

[1]李建初.血管和浅表器官彩色多普勒超声诊断学[M].北京:北京大学医学出版社,1999.

[2]段志泉,张强.实用血管外科学[M].沈阳:辽宁科学技术出版社,1999.

[3]唐杰,温朝阳.腹部和外周血管彩色多普勒诊断学[M].3版.北京:人民卫生出版社,2007.

[4]胡爱玲,郑美春,李伟娟.现代创面与肠造口临床护理实践[M].北京:中国协和医科大学出版社,2014.

[5]陈孝平,汪建平.外科学[M].北京:人民卫生出版社,2013.

[6]蒋琪霞.创面护理实践原则[M].北京:人民卫生出版社,2017.

[7]付小兵.慢性难愈合创面防治理论与时间[M].北京:人民卫生出版社,2011.

[8]宁宁,廖灯彬,刘春娟.临床创面护理[M].北京:科学出版社,2013.

[9]景在平,赵珺.影像学技术在血管外科的应用[J].中国医学影像技术,2002,18(9):857-858.

[10]王深明,姚陈.慢性静脉性溃疡的研究现状与诊治策略[J].中国医学科学院学报,2007,29(1):5-8.

[11]黄雪玲,郑艳玲,林颖,等.彩色多普勒超声在下肢交通静脉功能不全诊断中的作用和意义[J].中国超声医学杂志,2005,21(11):864-866.

[12]中华医学会外科分会血管外科学组.慢性下肢静脉疾病诊断与治疗中国专家共识[J].中华普通外科杂志,2014,29(4):246-252.

[13]许伟宏,李德良.经皮缝扎结合硬化剂注射治疗单纯性下肢静脉曲张[J].临床外科杂志,1996,4(5):267-268.

[14]秦增辉,林晓曦,骆泉丰.微创硬化治疗技术指南(2012版)[J].微创医学,2012,7(6):573-581.

[15]殷恒讳,潘福顺,黄雪玲,等.超声监测下泡沫硬化剂治疗严重下肢静脉曲张患者的疗效分析[J].中华医学杂志,2013,93(43):3438-3440.

[16]萧剑彬,林少芒,张智辉,等.DSA引导下泡沫硬化剂联合激光治疗中度以上下肢静脉曲张的临床效果[J].吉林医学,2014,35(7):1380-1382.

[17]许少鸿,万恒,林智琪.下肢静脉曲张的联合微创治疗[J].中国普通外科杂志,2013,(12):1655-1658.

[18]符伟民,徐欣,王玉琦,等.微创刨吸术治疗静脉曲张22例报告[J].中国实用外科杂志,2003,23(1):59-59.

[19]蒋米尔,黄英.下肢浅静脉曲张的射频治疗一例[J].临床外科杂志,2004,12(5):313.

[20]何旭,顾建平,楼文胜,等.介入法腔内射频闭合术治疗大隐静脉曲张[J].介入放射学杂志,2008,17(1):33-36.

[21]林少芒,张智辉,吴伟京.腔内射频闭合术联合旋切术治疗下肢静脉功能不全[J].中国血管外科杂志(电子版),2009,(1):30-32.

[22]高君军,薛志高,黄俊华.腔内微波凝固治疗下肢静脉曲张28例[J].中华普通外科杂志,2005,20(2):132.

[23]王深明,胡作军,李晓曦,等.内镜筋膜下交通静脉结扎术治疗重度慢性下肢静脉功能不全51例[J].中华普通外科杂志,2003,8(9):527-529.

[24]解怡洁,张媛,蒋琪霞.含银敷料在创面治疗中的作用研究进展[J].医学研究生学报,2012,25(8):889-892.

[25]常改凤,刘晓芳,陈灿锋,等.4260例患者创面分泌物主要病原菌实验室分析[J].中国热带医学,2011,11(8):975-977.

[26]孙一峰,唐黎明.下肢静脉溃疡表面病原菌感染分析[J].中华医院感染学杂志,2013,23(8):1830-1831,1879.

[27]谭杨,李凤,成琼辉,等.慢性皮肤溃疡172例临床表现及难愈原因分析[J].创伤外科杂志,2016,18(5):288-290.

[28]姜玉峰,付小兵,陆树良,等.中国人群体表慢性难愈合创面病原微生物学特征分析[J].感染、炎症、修复,2011,12(3):134-138.

[29]靳立巾,张杰.百克瑞杀菌纱布湿敷预防七叶皂苷钠致局部组织和静脉损伤的效果观察[J].护理研究,2015,(7):802-803,804.

[30]蔡晓红,严玲华.金黄色葡萄球菌感染Ⅳ期压疮高龄患者的护理[J].护理学杂志,2017,32(13):43-44.

[31]解怡洁,张媛,蒋琪霞.含银敷料在创面治疗中的作用研究进展[J].医学研究生学报,2012,25(8):889-892.

[32]常光其,殷恒讳,李晓曦,等.复发性静脉性溃疡的原因分析及再处理方法[J].中华外科杂志,2011,49(6):500-502.

[33]闫艳娜,李海燕,植艳茹,等.下肢静脉性溃疡创面护理研究进展[J].护理研究,2017,31(15):1793-1798.

[34]李晶,薛斌.新型医用敷料的分类及特点[J].中国组织工程研究,2013,(12):2225-2232.

[35]曹永清,黄鸿翔,郭修田,等.百克瑞对肛瘘手术后创面杀菌愈合临床疗效观察[C].//首届国际中西医结合大肠肛门病学术论坛暨第十二届全国中西医结合大肠肛门病学术会议论文集.2007:20-27.

[36]TATSIONI A, BALK E, O´DONNELL T, et al. Usual care in the management of chronic wounds:a review of the recent literature[J]. J Am Coll Surg,2007,205(4):617-624,e657.

[37]O´DONNELL T, PASSMAN M, MARSTON W, et al. Management of venous leg ulcers:clinical practice guidelines of the society for vascular surgery ?? and the american venous forum[J]. J Vasc

Surg,2014,60(2 Suppl):3S-59S.

[38] LIU Y C, MARGOLIS D J, ISSEROFF R R. Does inflammation have a role in the pathogenesis of venous ulcers? A critical review of the evidence[J]. J Invest Dermatol,2011,131(4):818-827.

[39] SMITH P C,SARIN S,HASTY J,et al. Sequential gradient pneumatic compression enhances venous ulcer healing:a randomized trial[J]. Surgery,1990,108(5):871-875.

[40] RAFFETTO J D. Inflammation in chronic venous ulcers[J]. Phlebology,2013,28(Suppl 1):61-67.

[41] TAKASE S, SCHMID-SCHONBEIN G, BERGAN J J. Leukocyte activation in patients with venous insufficiency[J]. Journal of Vascular Surgery,1999,30(1):148-156.

[42] MATIC M, DURAN V, IVKOV-SIMIC M, et al. Microcirculatory changes in chronic venous insufficiency[J]. Medicinski pregled,2000,53(11/12):579-583.

[43] BERGAN J J,SCHMID-SCHONBEIN G W,TAKASE S. Therapeutic approach to chronic venous insufficiency and its complications: place of daflon(R)500 mg[J]. Angiology,2001,52(1):S43-S47.

[44] ABD-EL-ALEEM S A,FERGUSON M W J,APPLETON I,et al. Expression of nitric oxide synthase isoforms and arginase in normal human skin and chronic venous leg ulcers[J]. Journal of Pathology,2000,191(4):434-442.

[45] HEROUY Y,TREFZER D,ZIMPFER U,et al. Matrix metalloproteinases and venous leg ulceration[J]. European Journal of Dermatology,2000,10(3):173-180.

[46] HAN Y P, YAN C, GARNER W L. Proteolytic activation of matrix metalloproteinase-9 in skin wound healing is inhibited by alpha-1-antichymotrypsin[J]. J Invest Dermatol, 2008, 128 (9): 2334-2342.

［47］ABD-EL-ALEEM S A,FERGUSON M W,APPLETON I,et al. Expression of cyclooxygenase isoforms in normal human skin and chronic venous ulcers［J］. J Pathol,2001,195(5):616-623.

［48］ZAMBONI P,IZZO M,TOGNAZZO S,et al. The overlapping of local iron overload and HFE mutation in venous leg ulcer pathogenesis［J］. Free Radic Biol Med,2006,40(10):1869-1873.

［49］ZAMBONI P, SCAPOLI G, LANZARA V, et al. Serum iron and matrix metalloproteinase-9 variations in limbs affected by chronic venous disease and venous leg ulcers［J］. Dermatol Surg,2005,31(6):644-649.

［50］RAFFETTO J D, MENDEZ M V, MARIEN B J, et al. Changes in cellular motility and cytoskeletal actin in fibroblasts from patients with chronic venous insufficiency and in neonatal fibroblasts in the presence of chronic wound fluid［J］. Journal of Vascular Surgery,2001,33(6):1233-1241.

［51］MENDEZ M V,RAFFETTO J D,PHILLIPS T,et al. The proliferative capacity of neonatal skin fibroblasts is reduced after exposure to venous ulcer wound fluid:A potential mechanism for senescence in venous ulcers［J］. Journal of Vascular Surgery, 1999,30(4):734-742.

［52］DRINKWATER S L,SMITH A,SAWYER B M,et al. Effect of venous ulcer exudates on angiogenesis in vitro［J］. British Journal of Surgery,2002,89(6):709-713.

［53］BLOMGREN L,JOHANSSON G,SIEGBAHN A,et al. Coagulation and fibrinolysis in chronic venous insufficiency［J］. Vasa-Journal of Vascular Diseases,2001,30(3):184-187.

［54］STACEY M C,BURNAND K G,BHOGAL B S,et al. Pericapillary fibrin deposits and skin hypoxia precede the changes of lipodermatosclerosis in limbs at increased risk of developing a venous ulcer［J］. Cardiovascular Surgery,2000,8(5):372-380.

［55］CRONENWETT J L,JOHNSTONK W. Rutherford´s Vascular Surgery［M］. E-Book：Elsevier Health Sciences,2014.

［56］RHODES J M,GLOVICZKI P,CANTON L G,et al. Factors affecting clinical outcome following endoscopic perforator vein ablation［J］. Am J Surg,1998,176(2)：162-167.

［57］VAN GENT W B,WITTENS C H A. Influence of perforating vein surgery in patients with venous ulceration［J］. Phlebology,2015, 30(2)：127-132.

［58］YANG D,VANDONGEN Y K,STACEY M C. Effect of exercise on calf muscle pump function in patients with chronic venous disease［J］. Br J Surg,1999,86(3)：338-341.

［59］KAN Y M, DELIS K T. Hemodynamic effects of supervised calf muscle exercise in patients with venous leg ulceration：a prospective controlled study［J］. Archives of surgery,2001,136(12)： 1364-1369.

［60］CHRISTOPOULOS D,NICOLAIDES A N,COOK A,et al. Pathogenesis of venous ulceration in relation to the calf muscle pump function［J］. Surgery,1989,106(5)：829-835.

［61］GLOVICZKI,PETER,FORUM A V. Handbook of venous disorders：Guidelines of the American Venous Forum［M］. 3rd ed. London：Hodder Arnold,2009.

［62］KORBER A,KLODE J,AL-BENNA S,et al. Etiology of chronic leg ulcers in 31,619 patients in Germany analyzed by an expert survey［J］. J Dtsch Dermatol Ges,2010,9(2)：116-121.

［63］ANDERSSON E,HANSSON C,SWANBECK G. Leg and foot ulcer prevalence and investigation of the peripheral arterial and venous circulation in a randomised elderly population. An epidemiological survey and clinical investigation［J］. Acta Derm Venereol, 1993,73(1)：57-61.

［64］NEGLEN P,RAJU S. A comparison between descending phlebography and duplex Doppler investigation in the evaluation of reflux in chronic venous insufficiency:a challenge to phlebography as the "gold standard"[J]. J Vasc Surg,1992,16(5):687-693.

[65]PARTSCH H,MORTIMER P. Compression for leg wounds[J]. Br J Dermatol,2015,173(2):359-369.

[66]NELSON E A,BELL-SYER S E. Compression for preventing recurrence of venous ulcers[J]. International Journal of Older People Nursing,2013,8(4):319-320.

[67]WONG I K,ANDRIESSEN A,LEE D T,et al. Randomized controlled trial comparing treatment outcome of two compression bandaging systems and standard care without compression in patients with venous leg ulcers[J]. J Vasc Surg,2012,55(5):1376-1385.

[68]ROBERTSON L,EVANS C,FOWKES F G. Epidemiology of chronic venous disease[J]. Phlebology,2008,23(3):103-111.

[69]LAFUMA A,FAGNANI F,PELTIER-PUJOL F,et al. [Venous disease in France:an unrecognized public health problem][J]. J Mal Vasc,1994,19(3):185-189.

[70]ZHOU K, MA Y, BROGAN M S. Chronic and non-healing wounds:The story of vascular endothelial growth factor[J]. Med Hypotheses,2015,85(4):399-404.

[71]CHARLES C A,ROMANELLI P,MARTINEZ Z B,et al. Tumor necrosis factor-alfa in nonhealing venous leg ulcers[J]. J Am Acad Dermatol,2009,60(6):951-955.

[72]MURPHY M A,JOYCE W P,CONDRON C,et al. A reduction in serum cytokine levels parallels healing of venous ulcers in patients undergoing compression therapy[J]. Eur J Vasc Endovasc Surg,2002,23(4):349-352.

[73]O'MEARA S,CULLUM N A,NELSON E A,et al. Compression for venous leg ulcers[J]. Cochrane Database of Systematic Reviews,2012,(11)1:196.

[74] DISSEMOND J, AUGUSTIN M, EMING S A, et al. Modern wound care - practical aspects of non-interventional topical treatment of patients with chronic wounds[J]. Journal Der Deutschen Dermatologischen Gesellschaft, 2014, 12(7):541-553.

[75] PALFREYMAN S J, NELSON EA, LOCHIEL R, et al. Dressings for healing venous leg ulcers[J]. Cochrane Database Syst Rev, 2006,(3):Cd001103.

[76] MURAD M H, COTO-YGLESIAS F, ZUMAETA-GARCIA M, et al. A systematic review and meta-analysis of the treatments of varicose veins[J]. Journal of Vascular Surgery, 2011, 53(16):49S-65S.

[77] MOSTI G. Compression in leg ulcer treatment: inelastic compression[J]. Phlebology, 2014, 29(1Suppl):146-152.

[78] PARTSCH H. Compression therapy: clinical and experimental evidence[J]. Ann Vasc Dis, 2012, 5(4):416-422.

[79] KORBER A, KLODE J, AL-BENNA S, et al. Etiology of chronic leg ulcers in 31,619 patients in germany analyzed by an expert survey[J]. Journal Der Deutschen Dermatologischen Gesellschaft, 2011, 9(2):116-121.

[80] O'MEARA S, TIERNEY J, CULLUM N, et al. Four layer bandage compared with short stretch bandage for venous leg ulcers: systematic review and meta-analysis of randomised controlled trials with data from individual patients[J]. British Medical Journal, 2009, 338(7702)1054-1057.

[81] NELSON E A, MANI R, THOMAS K, et al. Intermittent pneumatic compression for treating venous leg ulcers[J]. Cochrane Database Syst Rev, 2014, 69(5):CD001899.

[82] WITTENS C, DAVIES A H, BAEKGAARD N, et al. Editor's Choice - Management of chronic venous disease: clinical practice guidelines of the european society for vascular surgery(ESVS)[J].

Eur J Vasc Endovasc Surg,2015,49(6):678-737.

[83]ITO T K R,TAKAHARA M. The wound/burn guidelines-5:Guidelines for the management of lower leg ulcers/varicose veins[J]. The Journal of dermatology,2016,48(8):853-868.

[84]CULLUM N,NELSON EA,FLETCHER AW,et al. Compression bandages and stockings for venous leg ulcers[J]. Cochrane Database Syst Rev,2000,(2):CD000265.

[85]COUZAN S,LEIZOROVICZ A,LAPORTE S,et al. A randomized double-blind trial of upward progressive versus degressive compressive stockings in patients with moderate to severe chronic venous insufficiency[J]. J Vasc Surg,2012,56(5):1344-1350,e1341.

[86]HOUTERMANS-AUCKEL J P,VAN ROSSUM E,TEIJINK J A,et al. To wear or not to wear compression stockings after varicose vein stripping:a randomised controlled trial[J]. Eur J Vasc Endovasc Surg,2009,38(3):387-391.

[87]NOOTHETI P K,CADAG KM,MAGPANTAY A,et al. Efficacy of graduated compression stockings for an additional 3 weeks after sclerotherapy treatment of reticular and telangiectatic leg veins[J]. Dermatol Surg,2008,35(1):53-57,discussion 57-58.

[88]FINLAYSON K J,EDWARDS H E,COURTNEY M D. Factors associated with recurrence of venous leg ulcers:a survey and retrospective chart review[J]. International Journal of Nursing Studies,2009,46(8):1071-1078.

[89]WEINDORF M,STOFFELS I,KLODE J,et al. Effect of optic marks on compression bandages on the pressure of compression bandages[J]. Phlebologie,2012,41(1):18-24.

[90]BERLINER E,OZBILGIN B,ZARIN D A. A systematic review of pneumatic compression for treatment of chronic venous insufficiency and venous ulcers[J]. Journal of Vascular Surgery,2003,37

(3):539-544.

[91]NELSON E A,MANI R,THOMAS K,et al. Intermittent pneumatic compression for treating venous leg ulcers[J]. Cochrane Database Syst Rev,2011,(2):CD001899.

[92]WONGI K Y,ANDRIESSEN A,CHARLES H E,et al. Randomized controlled trial comparing treatment outcome of two compression bandaging systems and standard care without compression in patients with venous leg ulcers[J]. Journal of the European Academy of Dermatology And Venereology,2012,26(1):102-110.

[93]MOFFATT C,KOMMALA D,DOURDIN N,et al. Venous leg ulcers:patient concordance with compression therapy and its impact on healing and prevention of recurrence[J]. International Wound Journal,2009,6(5):386-393.

[94]ASHBY R L,GABE R,ALI S,et al. Clinical and cost-effectiveness of compression hosiery versus compression bandages in treatment of venous leg ulcers(Venous leg Ulcer Study IV,VenUS IV):a randomised controlled trial[J]. Lancet,2014,383(9920):871-879.

[95]DAMSTRA R J,PARTSCH H. Prospective,randomized,controlled trial comparing the effectiveness of adjustable compression Velcro wraps versus inelastic multicomponent compression bandages in the initial treatment of leg lymphedema[J]. Journal of Vascular Surgery-Venous And Lymphatic Disorders,2013,1(1):13-19.

[96]DISSEMOND J,ASSENHEIMER B,BULTEMANN A,et al. Compression therapy in patients with venous leg ulcers[J]. J Dtsch Dermatol Ges,2016,14(11):1072-1087.

[97]RABE E,HERTEL S,BOCK E,et al. Therapy with compression stockings in Germany - results from the Bonn Vein Studies[J]. Journal Der Deutschen Dermatologischen Gesellschaft,2013,11(3):257-261.

[98] OBERMAYER A, GOSTL K, ROSSMANN H, et al. Active bed rest as accompanying therapy for successful surgical treatment of venous leg ulcers[J]. Phlebologie, 2007, 36(6): 303-308.

[99] ZARCHI K, JEMEC G B E. Delivery of Compression Therapy for Venous Leg Ulcers[J]. Jama Dermatology, 2014, 150(7): 730-736.

[100] PERSOON A, HEINEN M M, VAN DER VLEUTEN C J M, et al. Leg ulcers: a review of their impact on daily life[J]. Journal of Clinical Nursing, 2004, 13(3): 341-354.

[101] AMSLER F, WILLENBERG T, BLATTLER W. In search of optimal compression therapy for venous leg ulcers: A meta-analysis of studies comparing divers bandages with specifically designed stockings[J]. Journal of Vascular Surgery, 2009, 50(3): 668-674.

[102] VAN DER VELDEN S K, PICHOT O, VAN DEN BOS R R, et al. Management Strategies for Patients with Varicose Veins(C2-C6): Results of a Worldwide Survey[J]. European Journal of Vascular And Endovascular Surgery, 2015, 49(2): 213-220.

[103] DARVALL K A, BATE G R, BRADBURY A W. Patient-Reported Outcomes 5-8 Years After Ultrasound-Guided Foam Sclerotherapy for Varicose Veins[J]. Journal of Vascular Surgery, 2014, 60(6): 1710-1710.

[104] LIU X, JIA X, GUO W, et al. Ultrasound-guided foam sclerotherapy of the great saphenous vein with sapheno-femoral ligation compared to standard stripping: a prospective clinical study[J]. International Angiology, 2011, 30(4): 321-326.

[105] LI L, HONG XY, ZENG XQ, et al. Technical Feasibility and Early Results of Radiologically Guided Foam Sclerotherapy for Treatment of Varicose Veins[J]. Dermatologic Surgery, 2011, 37(7): 992-998.

［106］ZHANG W D, YUAN C, XING T, et al. ［Clinical analysis on treatment for superficial varicosities of low limbs with minimally invasive rotary varicotomy］［J］. Zhonghua Wai Ke Za Zhi,2006, 44(9):588-590.

［107］VAN DEN BOS R R,MALSKAT W S J,DE MAESENEER M G R, et al. Randomized clinical trial of endovenous laser ablation versus steam ablation(LAST trial)for great saphenous varicose veins(vol 101,pg 1077,2014)［J］. British Journal of Surgery, 2014,101(11):1484-1484.

［108］HUANG Y, JIANG M, LI W, et al. Endovenous laser treatment combined with a surgical strategy for treatment of venous insufficiency in lower extremity:a report of 208 cases［J］. J Vasc Surg,2005,42(3):494-501.

［109］YANG L,WANG XP,SU WJ,et al. Randomized Clinical Trial of Endovenous Microwave Ablation Combined with High Ligation Versus Conventional Surgery for Varicose Veins［J］. European Journal of Vascular And Endovascular Surgery,2013,46(4): 473-479.

［110］MAO J,ZHANG C,WANG Z,et al. A retrospective study comparing endovenous laser ablation and microwave ablation for great saphenous varicose veins［J］. European Review for Medical And Pharmacological Sciences,2012,16(7):873-877.

［111］NESBITT C, BEDENIS R, BHATTACHARYA V, et al. Endovenous ablation(radiofrequency and laser)and foam sclerotherapy versus open surgery for great saphenous vein varices［J］. Cochrane Database of Systematic Reviews,2014,7(7):CD005624.

［112］KISTNER R L. Surgical repair of the incompetent femoral vein valve［J］. Arch Surg,1975,110(11):1336-1342.

［113］KISTNER R L. Primary venous valve incompetence of the leg［J］. American journal of surgery,1980,140(2):218-224.

［114］LEHTOLA A,OINONEN A,SUGANO N,et al. Deep venous reconstructions：Long-term outcome in patients with primary or post-thrombotic deep venous incompetence［J］. European Journal of Vascular And Endovascular Surgery,2008,35（4）:487-493.

［115］MAKAROVA N P, LURIE F, HMELNIKER S M. Does surgical correction of the superficial femoral vein valve change the course of varicose disease？ ［J］. Journal of Vascular Surgery, 33（2）:361-368.

［116］HARDY S C,RIDING G,ABIDIA A. Surgery for deep venous incompetence［J］. The Cochrane database of systematic reviews, 2004,（3）:CD001097-CD001097.

［117］US M,BASARAN M,SANIOGLU S,et al. The use of external banding increases the durability of transcommissural external deep venous valve repair［J］. European Journal of Vascular And Endovascular Surgery,2007,33（4）:494-501.

［118］LURIE F, KISTNER R, PERRIN M, et al. Invasive treatment of deep venous disease. A UIP consensus［J］. Int Angiol,2010, 29（3）:199-204.

［119］ZERVIDES C,GIANNOUKAS A D. Historical Overview of Venous Valve Prostheses for the Treatment of Deep Venous Valve Insufficiency［J］. Journal of Endovascular Therapy, 2012, 19 （2）:281-290.

［120］PAVCNIK D,KAUFMAN J,UCHIDA B,et al. Second-generation percutaneous bioprosthetic valve：A short-term study in sheep［J］. Journal of Vascular Surgery,2004,40（6）:1223-1227.

［121］DE BORST G J,MOLL F L. Percutaneous Venous Valve Designs for Treatment of Deep Venous Insufficiency［J］. Journal of Endovascular Therapy,2012,19（2）:291-302.

［122］TENBROOK J A,IAFRATI M D,O´DONNELL T F,et al. Systematic review of outcomes after surgical management of ve-

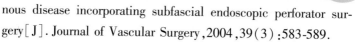

nous disease incorporating subfascial endoscopic perforator surgery[J]. Journal of Vascular Surgery,2004,39(3):583-589.

[123]PIERIK EGJM,VAN URK H,HOP W C J,et al. Endoscopic versus open subfascial division of incompetent perforating veins in the treatment of venous leg ulceration:A randomized trial[J]. Journal of Vascular Surgery,1997,26(6):1049-1054.

[124]GOHEL M S,DAVIES A H. Pharmacological agents in the treatment of venous disease:an update of the available evidence[J]. Current Vascular Pharmacology,2009,7(3):303-308.

[125]MARTINEZ-ZAPATA M J,VERNOOIJ R W M,URIONA TUMA S M,et al. Phlebotonics for venous insufficiency[J]. The Cochrane database of systematic reviews, 2016, 4: CD003229-CD003229.

[126]BERGAN J J,SCHMIDSCHÖNBEIN G W,SMITH P D C,et al. Chronic venous disease[J]. New England Journal of Medicine, 2006,5(355):488-498.

[127]MARTINEZ-ZAPATA M J,MORENO R M,GICH I,et al. A randomized,double-blind multicentre clinical trial comparing the efficacy of calcium dobesilate with placebo in the treatment of chronic venous disease[J]. European Journal of Vascular And Endovascular Surgery,2008,35(3):358-365.

[128]SMITH P D C. Drug treatment of varicose veins,venous,oedema, and ulcers[C]Handbook of venous disorders:guidelines of the American Venous Forum:the American Venous Forum. 3rd,2017.

[129]Renner R,Sticherling M,Ruger R,et al. Persistence of bacteria like Pseudomonas aeruginosa in non-healing venous ulcers [J]. Eur J Dermatol,2012,22(6):751-757.

[130]BESSA L J,FAZII P,DI GIULIO M,et al. Bacterial isolates from infected wounds and their antibiotic susceptibility pattern:some remarks about wound infection[J]. IntWound J,2015,12(1):

47-52.

[131]M Romanelli, K Vowden, D Weir. Exudate Management Made Easy. Wounds International 2010;1(2):Available from http://www. woundsinternational. com

[132]World Union of Wound Healing Societies(WUWHS). Principles of best practice:Wound exudate and the role of dressings. London:MEP Ltd,2007. Available from:http://www. woundsinternational. com.

[133]PROUVOST L. The performance of a super absorbent dressing in the management of exudate and maceration[C]. 19th Conference of the European Wound Management Association(EWMA)Helsinki:May 2009:20-22.

[134]RHIANNON L H, DAVID C B,KEITH G H. Wound bed preparation: TIME for an update[J]. International Wound Journal, 2016,13(Sup3):8-14.

中英文名词对照

K-T综合征（Klippel-Trenaunay syndrome）

半通透的敷料（semipermeable dressing）

彩色多普勒血流显像（colour Doppler flow imaging, CDFI）

残余容积分数（residual volume fraction, RVF）

动力切除器（powered resector）

动脉-静脉（arterial-vein, A-V）

动态静脉压（ambulatory venous pressure, AVP）

短伸绷带（short-stretchbandages）

分化簇（cluster of differentiation, CD; 或称簇分化抗原）

灌注照明棒（tumescent cannula illuminator）

光电容积描记（photoplethysmography, PPG）

国际心血管学会（International Society for Cardiovascular Surgery, ISCVS）

踝肱指数（ankle brachial index, ABI）

间歇性充气加压装置（intermittent pneumatic compression, IPC）

经皮浅静脉连续环形缝扎术（percutaneous continuous circumsuture, PCCS）

静脉灌注指数（venous filling index, VFI）

静脉腔内激光治疗（endovenous laser therapy, EVLT）

静脉曲张再发（re-formation of varicose veins）

静脉性溃疡渗出液（venous ulce wonmds fluids, VUWF）

空气容积描记（air plethysmography, APG）

空气体积描记仪（air plethysmography, APG）

老化相关性-β-半乳糖苷酶（senescence-associated β-galactosidase,

SA-β-Gal）

慢性静脉功能不全（chronic venous insufficiency，CVI）

慢性静脉性疾病（chronic venous disease，CVD）

慢性下肢静脉性溃疡（chronic venous leg ulcer，CVLU）

美国静脉专题研讨会（American Venous Forum，AVF）

美国血管外科学会（Society for Vascular Surgery，SVS）

内镜筋膜下交通静脉结扎术（subfascial endoscopic perforating surgery，SEPS）

内皮细胞选择素（E-selectin）

尿激酶型纤溶酶原激活物（urokinase-type plasminogen activators，uPA）

凝血酶原片段（prothrombin fragment）

欧洲血管外科协会（European Society for Vascular Surgery，ESVS）

泡沫硬化剂注射法（foam sclerotherapy，FST）

腔内微波治疗（endovenous microwave therapy，EMT）

射频消融（radiofrequency ablation，RFA）

射血分数（ejection fraction，EF）

身体质量指数（body mass index，BMI）

生物静脉瓣膜（biological vein valve，BVV）

随机对照试验（randomized controlled trial，RCT）

透光静脉刨吸术（transilluminated powered phlebectomy，TIPP）

外周动脉疾病（peripheral arterial diseases，PAD）

微粒化纯化黄酮制剂（micronized purified flavonoids，MPFF）

膝上大隐静脉（greater saphenous vein，GSV）

细胞间黏附分子-1（intercellular cell adhesion molecule-1，ICAM-1）

下肢静脉性溃疡（venous leg ulcers，VLU）

纤溶酶原激活剂抑制因子 1（plasminogen activator inhibitor 1，PAI-1）

纤溶酶原激活物（plasminogen activators，PA）

小肠黏膜下层（small intestine submucosa，SIS）

小隐静脉（Lesser saphenous vein，LSV）

血管内皮生长因子(vascular endothelial growth factor, VEGF)

血管细胞黏附分子(vascular cell adhesion molecule, VCAM)

血栓形成后综合征(post-thrombotic syndrome, PTS)

一氧化氮合酶(nitric oxide synthase, NOS)

再充盈时间(re filling time, RT)

长绷带(long-stretch bandages)

肿瘤坏死因子(tumor necrosis factor-α, TNF-α)

转化生长因子-β_1(transforming growth factor-β, TGF-β_1)

足靴区(gaiter area)

组织型纤溶酶原激活物(tissue plasminogen activators, tPA)

附录　下肢静脉曲张临床路径表单

下肢静脉曲张临床路径表单

第一诊断为 下肢静脉曲张（ICD-10：I83.900）

患者姓名：　　　　性别：　　　　　年龄：　　　　　住院号：

住院日期：　　　出院日期：　　　　实际住院日：　　天

时间	住院第 1 天	住院第 2~3 天	住院第 3~5 天
主要诊疗工作	□初步确定手术日期 □开具化验和检查单 □上级医师查房及术前评估 □病历书写 □询问病史、体格检查	□上级医师查房 □签署手术同意书、自费用品同意书、输血同意书等文件 □向患者及家属交代围手术期注意事项 □完成必要的相关科室会诊 □完成术前小结、上级医师查房记录等书写 □完成术前准备及评估 □根据体检以及辅助检查结果讨论制订手术方案	□向患者及家属交代病情及术后注意事项 □术者完成手术记录 □术后病程记录书写 □实施手术 □上级医师查房

时间	住院第 1 天	住院第 2~3 天	住院第 3~5 天
重点医嘱	长期医嘱： □二级护理 □外科疾病护理常规 □饮食 临时医嘱： □必要时检查 □血、尿常规 □感染疾病筛查 □凝血功能 □生化组合 □胸片、心电图、彩超 □血型监测	长期医嘱： □术前禁食水 临时医嘱： □术前用药 □明日送手术室行静脉曲张手术 □备皮	长期医嘱： □下肢静脉曲张护理 □抬高患肢30° □术后 6 小时普食 □观察患肢血运 临时医嘱： □一级护理 □吸氧 □补液
病情变异记录	□无 □有	□无 □有	□无 □有
医师签名			

下肢静脉曲张临床路径表单
第一诊断为 下肢静脉曲张（ICD-10：I83.900））

患者姓名：　　　性别：　　　　年龄：　　　　　住院号：

住院日期：　　　出院日期：　　　实际住院日：　天

时间	住院第 4~6 天	住院第 5~7 天	住院第 6~8 天
主要诊疗工作	□查看患肢情况及创面 □观察生命体征变化 □上级医师查房 □术后病程记录书写	□上级医师查房 □查看患肢情况及创面 □观察生命体征变化 □术后病程记录书写	□查看患肢情况及创面 □上级医师查房 □术后病程记录书写 □观察生命体征变化
重点医嘱	长期医嘱： □二级护理 □一级护理 □饮食	长期医嘱： □二级护理 □饮食 临时医嘱： □创面换药	长期医嘱： □二级护理
病情变异记录	□无 □ 有	□无 □ 有	□无 □ 有
医师签名			

下肢静脉曲张临床路径表单

第一诊断为 下肢静脉曲张(ICD-10:I83.900))

患者姓名：　　　性别：　　　　　年龄：　　　　　住院号：

住院日期：　　　出院日期：　　　实际住院日：　　天

时间	住院第 7 ~ 10 天		
主要诊疗工作	□完成出院记录、病案首页、出院证明等文件 □上级医师查房,进行创面评估,决定是否可以出院 □交代出院后注意事项如复查时间、出现手术相关意外情况的处理等		
重点医嘱	临时医嘱: □今日出院 □创面换药		
病情变异记录	□无 □有	□无 □有	□无 □有
医师签名